ケアの論理

認知症ケアの学び返しの旅から

中島紀惠子 著

クオリティケア

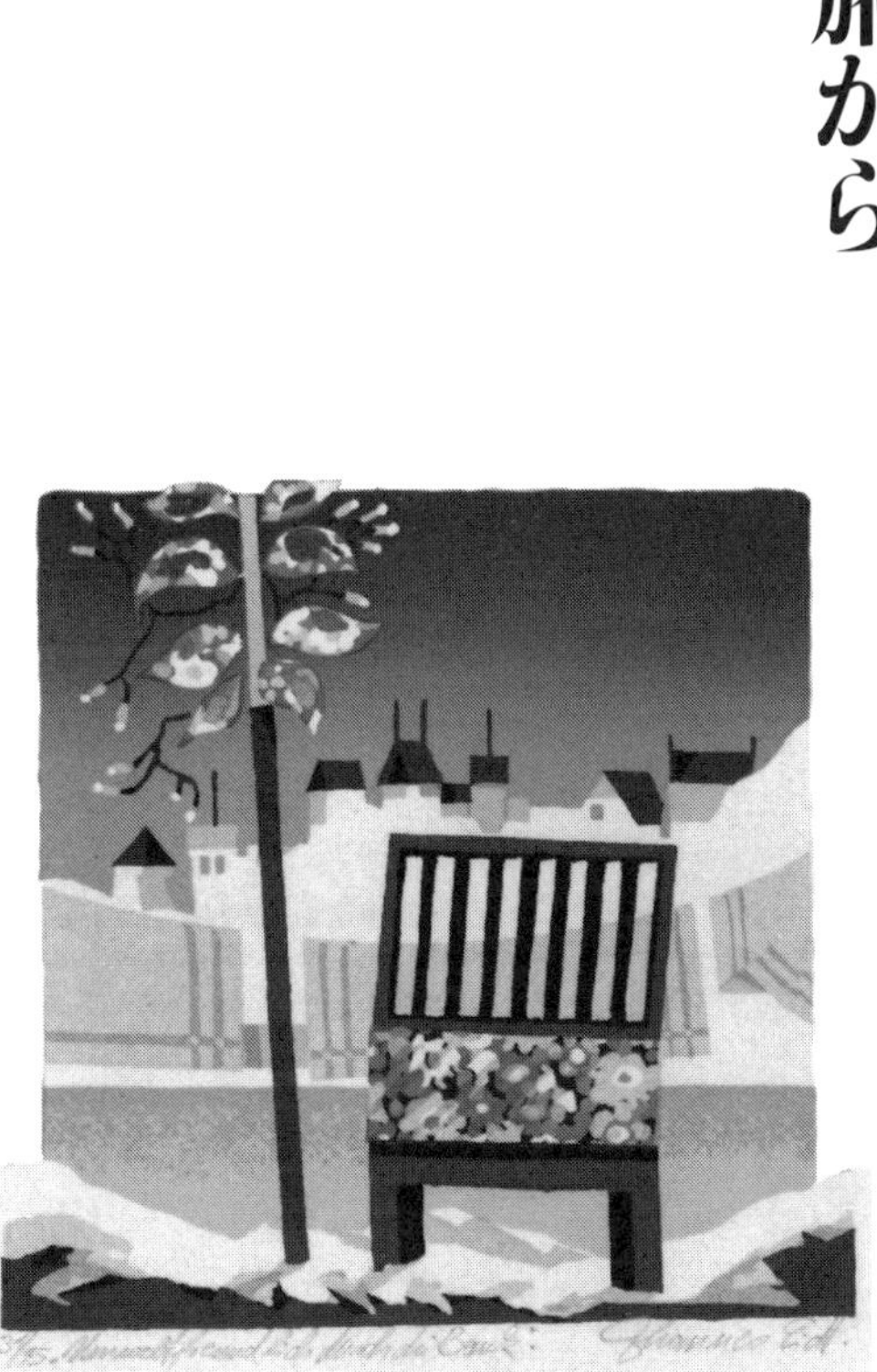

まえがき

ケアは、私たちの普段の生活の至る所にあります。食べること、入浴すること、洗濯や、外出すること、社交の世界をもつなど自分と自分の生活の周りのあるものをきちんと動かして整えながら、ここに在る自分がこうしていま生きていることを確かめる。そのようなパーソナルな手しごとそのものがケアです。最大の多数派は老人です。ゆえに人は、他者のからだの不調や生活の不自由を気づかうのです。最大の多数派は老人です。老いる時間が長くなればなるほど、老いて生きるかたちや死にゆくかたちや時間を予測することは難しい。そのなかで一人ひとりの老人は、自分のからだの些細な変調に向き合い、自分のケアを環境に合わせて按配できる自由に感謝しながら気概をもって日常を築いていると思います。しかし、私たちの多数の目は、老人の〝弱り目〟を探す方に向きがちです。老人差別（エイジズム）の視線と云えるものですが、この視線は、寝たきりの人や認知症の人に注がれる視線と地続きです。

約50年ほど前の日本は、寝たきり者や認知症者を、〝一個の廃者〟として、制度的に家族に「介護」を担わせる社会でした。家族に介護の条件が欠けると査定されれば介護施設での処遇が可能になる仕組ですが、それ自体が家族にとって汚名になるような風潮のはびこる社会でした。「介護」の世界は、幾重にも増幅されたエイジズムの袋に包まれ、家族の女たちに否応なく手渡され、それもかなわぬ時は、福祉施設の介護従事者に手渡され、当事者は無論のこと介護する者と看護する者全ての人の尊厳を毀してきたのです。こうして作られた負のイメージは、現在に至ってもまだ取り除けていません。

本書の主題は、専門・非専門を問わず介護に携わる者の提供するケアとそれを受け取る者とが関係し合うケアの柔軟さとその実践がもつ義務、つまり、ケアの水準を満たすための努力のあり方を探り、考えることにあります。私は、約40年にわたって認知症の人とその介護家族、また、認知症ケアを進めるには不十分な組織に働く介護施設従事者や訪問看護師、病院で働く看護師、また、大学生や院生などからも多くのことを学んできました。本書ではその場で、どんなやり方で、どのように学びをしたか、自分は何をしたか、そんな自分の経験を学び返しながらケアの意味を考えてきました。それらのことを、皆さんと共有したいと思います。

ケアはつねに進行形です。また、ケアは、介護と同義語として政治的、政策的な方策に便利なものとして扱われ、時には法的規則として関わる現場の各領域に異なる意味合いで通知されるといったことがあります。そういう中では、ケアの意味を問い語り合える共通言語はなかなか育ちません。

しかし、このような中でも、ケアが誰のものか、ケアする者は誰か、これを常に頭に入れながら当事者のニーズをきちんと聴き、語り合いながら関わっている、そして、その様な活動が民主的なプロセスを持って進められている、その様に活動している現場が年々幾つもみられるようになってきました。私は、満足するケアの水準はその様な活動プロセスにあると思っています。こういう活動のプロセスがあるとき、ケアのそこには、倫理性の側面や技術的側面、教育的、社会的側面や政治的経済的な世界、それらが繋がってみえるようになると思います。そして自分と自分たちの活動の現在地とそこで期待されるケアの意味を考えるはずです。私は、そこから新しいケアの共通言語が作られることを願っています。

本書は、２０１７年４月から２０１９年12月にわたり１話完結の形で「訪問看護と介護」（医学書院）に連載させていただいたものを、ほぼ40年間の認知症ケアの時代変化と自分事としてあった日々を重ね合わせて書き加えて編集し直したものです。

本書が、これからの新しい認知症ケア時代の新しいケアのあり方・考え方に少しでも役立つことを願っております。

表紙画。ヨハネス・アイト　JOHANNES EIDT
1936年ドイツ、オスナブリュック市生まれ、ドイツ在住。
シュトゥットガルト国立美術大学卒業後来日。春陽会会員。
1981年春陽展研究賞受賞、1991年東京にアトリエ開設。
2012年ドイツ連邦共和国功労十字章受章。

第1章　端緒

生活の質（quality of life：QOL）が高齢者ケアに与えたインパクト

ＱＯＬが拓いた世界

今日のＱＯＬの一般的理解は、すべての人々の生活世界（自分達の身体のこと、環境のこと、そして自分達の生命）を守るための目標に向けて最善の努力をする活動という意味合いにおいてほぼ共有されているように思います。より具体的に言えば、生きがい、生活のしやすさ、生活の充実感、自己尊厳の尊重といったものに包摂される生活に向けて実践する努力目標です。

ＱＯＬという言葉は１９６０年代に米国を中心とする消費者運動、反差別運動、女性解放運動や生命倫理に関する人権運動と共にデンマークなど北欧を中心とするノーマライゼーションなど一連の社会改革運動から生まれた言葉です。

１９７０から１９８０年代は、ＱＯＬという言葉と共に自立生活、エンパワメント、リハビリテーション、ターミナルケア、ヘルスケア、統合ケアなどの新しい概念を伴う言葉が保健医療福祉の表舞台に登場します。背景には人口の高齢化と急激な疾病構造の変化があり、病院を中心とする医療体制では立ち行かないという客観的かつ現実的な問題と、「治療」およびそれを支える知識体系としての医学モデル（病因―病理―発病）中心の治療医学だけでは「健康」といえる生活を送れないという現実があったと思います。医学モデルに基づく「治療」と「健康」概念の乖離を統合する論理として生活の質（ＱＯＬ）を中心とする新しい医療のあり方が求められたのです。

障害者の生活自立運動に伴走しつつ進められたリハビリテーションもその一つです。それは、永井昌夫氏の(1)「リハビリテーションの目的は生活の質の向上（ＱＯＬ）である。たとえば〝意欲、能力、自主性、生きがい、誇り、プライバシーに対する復権確保〞である。単に障害者として今より便利な生活というものではなく、障害―それがどんな種類のものであれ―の克服によって得られた障害前より質のよい生活である」というＱＯＬの概念の提示や、上田敏氏の(2)「今やリハビリテーションの目標は日常生活動作（ＡＤＬ）からＱＯＬへとドラスティックに変換されなければならない時代を迎えたといってよい」と言う新しい医療の羅針盤になるような主張です。

この象徴として１９７５年、国連の「障害者権利宣言」の採択があります。１９８０年にはＷＨＯが国際障害分類を発表し、続く１９８３年以降10年間を「国連障害者の10年」と定め「障害者に関する世界行動計画」の策定を各国に促します。前後して１９７８年、ＷＨＯは、プライマリー・ヘルス・ケア憲章（ＰＨＣ）を発表しました。当時、私が驚いたのは健康が農業や食料、教育、流通、交通などと同価値のものとして叙述されていたことです。これまでの権威主義的保健医療（ヘルスケア）のあり方が住民の専門家依存を助長し、人々から自助努力の精神を奪っているという言及と、この事態を打開する実践活動の鍵は、サービス提供側と受け手側の「共通の視点」を「活動の場」で点検しつつ活動の活性化を図るしくみをつくることだという言及には興奮しました。共通の視点とは、（1）提供されるヘルスケアは、住民ニーズに対応しているか、（2）住民は個人的にも集団的にもヘルスケア活動に参加しているか（3）利用可能な資源は活動の場で有効かつ効率的に活用されているか（4）（1）～（3）は地域の諸システムと協調し、かつ、統合されているか、この4つの眼差し（PHC4原則）をもって実践が「活動の場」を動かし、よき健康、たとえば、私たちの身体、わたしたちを取りまく環境を引き上げる国家及び地方ならびに組織レベルにおける戦略を持つ必要です。

障害モデルから拓かれた高齢者ケアの政策

高齢者福祉の発達は、障害者福祉領域が時間をかけて築いてきた成果の上に、虚弱高齢者を障害者の一種と再定義し、あわせて高齢者福祉サービスと医療サービス制度を見直されたという指摘(3)は私にとっては新しい知見でした。振り返りみると、１９８０年ＷＨＯが国際障害分類（International Classification of Functioning, Disability and Handicap：ICIDH）を発表した障害モデル(注)があります。障害の3つのレベル（機能障害、能力障害、社会的不利）におけるそれぞれのＱＯＬに着目し、多様な生活と環境の支援を指向し、尊厳を回復するという考えです。同じ１９８０年わが国は、厚生省に初めて「老人保健医療対策本部」を設置します。その2年後の１９８２年に国連は、高齢化をテーマとする最初の国際会議を開き、「高齢化問題国際行動計画」を採択します。それは、国家レベルとして個人としての高齢者の人権をＱＯＬの側面から保障をすることは長寿そのものにも劣らないほど重要なことで、国はこのことを踏まえて雇用と所得保障、健康と栄養、住宅、教育など社会福祉の領域で取るべき行動を勧告しています。１９８０年代のわが国は、ほぼ毎年新たな高齢者保健福祉政策が策定され、この中で、少しずつ高齢者のＱＯＬ、生活障害、自立支援、エンド・オブ・ライフ・ケアなどの諸概念が共有されてきました。

老年看護の概念と生活モデルの意味

私は認知症の家族介護者との出合いを通して、老いゆく人のいのちと暮らしの多様性を学ぶ機会に恵まれてきました。そうしたなかで１９８６年時に私の考える老年看護を次のように定義しました。「老年看護とは、老人ゆえのリスク、すなわち、老化と複合する病気像、不完全な回復、それらと闘い、自立的な生活を営まなければならぬには不足する潜在力と時間を持った人々を対象とし、個々人にふさわしい援助をすることである。相応しい援助とは、その老人の生命と日常生活活動に必要なもの、まだ働くものを選びサポートすることによって生命と生活を維持し、めざしうる望ましい態様（修復される健康像、時には修復の結果の死）を獲得していく活動である」というものです。その課題は（1）老人に対する自らの内なる偏見を摘み取っていく努力、（2）老人とはどういう人か、これを治療者・援助者からの目ばかりでなく、本人のセルフケアをみる目と地域人口や社会科学の目からも評価する態度を身に付けること（3）あらゆる手段を講じて最善の状態に改善する可能性を探し出すこと、あるいは、医学的完治の可能性を探ること、（4）やすらかな死、そしておだやかな死に貢献できる一員となる、（5）家族が日常行っている介護を代替、あるいは、サポートできる一員となること、（6）これらの課題を遂行できるシステムを地域や保健医療福祉社会の中に作ってゆく、この6点を挙げました[4]。

今から、30年も前のことで、言葉足らずのことなど、気づくことはたくさんあります。しかし、老年看護の実践教育研究が、医学的治療によって実現される回復の可能性を越えた〝わたし〟の身体と生活の質を決定づけるのは、病院での治療ばかりではなく、生活の場における種々の実践的援助による回復への貢献を確信していました。生活の質（QOL）に対する政策的実践の方向性や先達の看護理論を再確認する中で得た学び返しの部分が大きいのはいうまでもありません。

生活の質（QOL）の課題は、医学モデルとしてではなく、〝わたし〟と他者のいる場所、組織、情報、思考、価値などを含む生態系の各要素間の多様な相

表　“医療モデル”と“生活（QOL）モデル”の対比

	医療モデル	生活モデル
目的	疾病の治療、救命	生活の質の向上
目標	健康	自立
主たるターゲット	疾患（生理的正常状態の維持）	生涯（日常生活動作能力〈ADL〉の維持）
主たる場所	病院（病院）	社会（生活）
チーム	医療従事者（命令）	異職種（医療、福祉など）（協力）
（参考）対象の捉え方（WHOなど）	医学モデル（病院―病理―発病）	障害モデル（機能障害―能力低下―ハンディキャップ）

広井良典：ケアを問いなおす「深層の時間」と高齢化社会　p100、ちくま新書、1997.

互作用を重要視する実践のあり方です。そのあり様を医学モデルまたは、医療モデルとの対比で生活モデルと呼びます。これからのヘルスケアに求められる健康転換のしくみは高齢期の生活の質（ＱＯＬ）の向上を基軸において展開する必要があると広井良典氏は言います。[5] そして、これまでの社会保障制度と医療提供の方向を支えてきた「医療モデル」と同じ枠組みを用いて「生活モデル」を支える方向性を対比して表示しました。ケアの骨格が分かりやすい表ですが、しかし、ＱＯＬやケアは、基本的に実践を通して見えるかもしれない、分かるかもしれない、というアート・オブ・サイエンスの世界にあるものです。だから私たちは、心配し、案じながらドキドキワクワクしながらこの不可知なるものに挑戦するのです。それが生活モデルの本質であることを忘れたくはありません。

高齢者ケアのヒト・モノ・組織を新たに創る
～高齢者保健福祉10か年戦略「ゴールドプラン」策定の意味～

療養や癒しを含め、ＱＯＬに関するケアのすべてが地域社会の組織的なネットワークからできているのであり、医療施設や福祉施設はこの部分を支えるもの、この自明の理がわが国の高齢者の生活保障の問題として、在宅ケアを方向付ける政策に乗り出したのは１９８０年の後半以降です。１９８７年には福祉資格法（「社会福祉士および介護福祉士法」）が制定されます。厚生省はこの資格法は福祉資格法であると説明していましたが、医療職のプロフェッションに関わる問題を孕むものとして多くの論議がなされました。[6] 同じ年に「国民医療総合対策本部報告書」が、高齢者の病院のあり方、病院と在宅の中間施設の設置など、在宅医療ケアと地域ケアの体制整備の拡充が必要であることを報告します。１９９２年には、医療法が改正（第２次改正）と看護人材確保促進に関する法律が制定されます。前者は医療施設機能の体系として特定機能病院、療養型病床群の整備とそれに見合う人材配置基準が示され、後者は、看護職の多様なキャリアパスに関わる就労環境や看護教育の質に関するもので、この法律から看護系大学設置の促進と大学院の社会人入学の門戸解放の道が拓かれました。

具体的に介護保険制度新設の検討は、１９９４年厚生省に「高齢者介護・自立支援システム研究会」が設置された頃からかと思われます。その基盤整備として、それに求められる人材、施設、財源、組織運営やケア／サービスの具体的な基準となる予備的モデルづくりが必要になります。高齢者保健福祉10か年戦略（ゴールドプラン）は、この計画的整備戦略です。この戦略は、国連の高齢者に関する世界会議の勧告の影響が大きかったと思います。第１回の世界会議（１９９１年ウィーン）では、高齢者五原則（自立、参加、ケア、自己実現、尊厳）を高齢者に関する各制度の普遍的な基準にすべきだとする勧告です。

注釈）　ＷＨＯが２００１年に採択した国際生活分類（International Classification of Functioning, Disability and Health : ICF）はこの改訂版です。

文献

（1）永井昌夫：「ＱＯＬについて考える」総合リハ、12(4), 1984, 277-281.
（2）上田敏：「ＡＤＬからＱＯＬへ」総合リハ、12(4), 1984, 261-266.
（3）猪飼周平：病院の世紀の理論、有斐閣、2011, 216.
（4）中島紀恵子、大友英一編：改訂版老年看護学、真興交易医書出版部、1992, 55-57.
（5）広井良典：ケアを問いなおす「深層の時間」と高齢化社会、ちくま新書、1997, 105-109.
（6）中島紀恵子：看護はいかにプロフェッショナリズムを確立すべきか―福祉、心理医療職との関連で―、ＮＩＲ、18(1), 1995, 18-22.

認知症という世界に関わっていこうと決めた日

老人や認知症の全ては「介護」の問題から始まった

『厚生白書（当時の名称）』が、高齢化社会における「高齢者問題にふれて」と題した特集を出したのが１９７０（昭和45）年です。すでに、わが国の寝たきり老人の実態や、老人介護家族の悲劇的事件の新聞記事が紙面を埋め始め、書店には、家族向けの寝たきり老人介護の指導書が幾つも並んでおりました。「世話」が「介護」という言葉に変わり始めたのもこの頃からです。

この背景には、勿論、寝たきり老人の著しい増加にあります。加えて、治す役割が医療にあるという伝統が老人医療には当てはまらないこと、ゆえに治らない身体の介護からくる生活上の困難には、敬愛を基本理念とし、居宅介護や老人ホームなどを規定している老人福祉法（１９６３）を見直す必要があったのです。当時は、家族の介護が整わない家族を「欠陥家族」などといわれるような時代で、それほどに我が国は、家族制度に基づいた家族・親族間の自助を前提とする政治支配を受けていたと、いえます。ですから、自助の叶わない状況に陥った家族が、老親の世話を高齢者福祉施設に願い出るしかない時は、法の定める「措置」の手続きを経なければなりません。措置の基準の中心は、当人が医療の対象でなく障害のレベルであることと、家族介護が不可能かどうかです。このように介護家族を分断するあり方が、老人差別（エイジズム）や老人福祉施設に対する拒否感に繋がり、介護家族の多くは、自宅介護を選択せざるを得ない心情におかれていたのです。このような家族の自助完結主義的文化制度が、公共の老人福祉施設制度設計を停滞させたといえます。因みに１９７５年時のわが国の特別養護老人ホーム数はわずか５３９、定員は4万１６０６人でしかありません。これしか、老人介護施設はなかったのです。この事態を代替する老人病院が急激に増え、その劣悪な環境が徐々に明らかにされます。なぜこれほどまでに老人病院が増えたのでしょうか。理由のひとつは、病院は病気を治す専門職のいる所で、素人の家族の世話よりもずっといいという、社会的通念をよりどころとする免罪符もあったろうと、思います。

わが国の高齢者問題は介護問題と、いわれてきた歴史は、１９７2年に翻訳出版の、シモーヌ・ド・ボーヴォワール著、『老い』（人文書院、フランスでの出版は１９７０年）の中に、「古い文化と新しい文化の激しい交差の時に露わになる「現在」を、「人間がその最後の15ないし20年の間、もはや一個の廃品でしかないという事実は、我々の文明の挫折をはっきり示している」という一文に集約されているようです。同じ年に出版された有吉佐和子さんの「恍惚の人」からは、呆けゆく老人のむごさと嫁の背負う理不尽を描き、我が国の介護問題に警鐘を鳴らしました。

この2人のメッセージ性の高い本が出版されたこの年に、老人福祉法が一部改正され、70歳以上老人医療費の無償化や施設資源を在宅サービスに繋げる道が開きます。翌年には、老人保健法が制定され、老健施設と訪問看護ステーションなど、在宅ケアの関門が開き始めた事も興味深いことです。

しかし、これらの法制度の主要な目的は介護が「表」、当の寝たきりの老人は「裏」、その中では認知症老人はその「裏の裏」の存在というコイン一枚。そこに与えられた言葉が「介護」。返りみて解ることですが、この用語にはボーヴォワールがいうように「寝たきり」や「認知症」の老人はもはや一個の廃品でしかないという事実を集約した歴史を背負った言葉と言えそうです。私の活動もこの歴史を背負って始まりました。

当時、私は千葉市の山間部に宅地造成された人口5500人規模の大規模分譲団地を研究フィールドに、週1回のペースで、この地区の保健センターの保健師と一緒に障害児の母親たちと団地の集会所にリハビリ教室をつくる運動や、数少ない寝たきり老人の訪問看護をしておりました。大抵は家族と一緒に、何か月も入浴できないでいる人を、お風呂に入れる大仕事に費やされました。また、集会所に団地老人の健康相談室を開く中で老人のライフヒストリーに耳を傾け、一方では、変貌する都市部と農村部の家族形態変化を比較する調査を進めていました。

認知症かもしれない人に初めて出合う、そして関わることを覚悟をした日

認知症の人（79歳、女性、家族と同居して約2か月）の出合いは、1976年の夏のある日、

突然やってきました。この女性が、数日前に自宅の棟とは違う棟の留守宅に入り、炊飯器から手づかみでご飯を食べているところに、住人が帰宅し、話の通じない口論の果てにパトカーを呼んだという事件です。最大の問題は、この女性がどの棟の何階の住人かがわからず（団地のつくりは、新参者の誰にとっても迷宮である）、ほぼ半日がかりで、近所の人や自治会関係者が総がかりで探し回る事態が起きたことです。この数日後に私は、団地の自治会長から話があるので来てほしいといわれ、この事件を知ることになりました。聞きながら、話ながら、会長は、認知症（当時は呆け老人、痴呆症）ってなに？この団地に、そういう人がどれくらいいる？自治会として何ができる？などを知りたがります。しかし、自治会長が教えて欲しいといわれる呆け老人（当時）に関する知識はほとんどなかった。老人福祉施設の見学や実習指導などから見知る彼らの多くは、きちんとした診断を受けていないか、病名を伝えていないかの人でしたし、記録に書かれている病名も痴呆、または痴呆症です。現場ではこの〝らしき人〟が発する曖昧な言語情報や身体情報に振り回され、放任、放置、拘束など混沌の世界でした。だから正直に自分も学びたいのだという気持ちを伝え、この家族とも一緒に考えていくことにしました。

少しして、この当人家族と自治会長との面談に立ち会う日がきました。息子夫婦には、中学生の息子がひとり、共稼ぎ3人家族。母親と同居して、まだ3か月足らずです。この分譲住宅4階3DKをローンを組んで購入し、移り住んで3年目になるが、ローンの支払いもあって共稼ぎを続ける必要があるといいます。どうやら私たちの訪問の前に、「今日の話し合いは、全て母親の息子である自分がする」と決めたような雰囲気の中で話が進みます。彼の話では、母親は戦後の戦争引揚者で開拓地に入植してから、ずっと苦労のしっぱなしだった。独りになり、わずかな田畑の仕事もままならなくなり、家の管理や買い物などで不自由をしているというので同居するに至ったといいます。しかし、共稼ぎで夜が遅く、塾や部活で帰宅の遅い息子という日常なので、母ともゆっくり話すことがなく、日中母がどんな過ごし方をしているのか、母から聞いたこともなかったといいます。側らの妻は無言、表情も殆ど動きません。母親の方は、ご迷惑をかけました、と小さな声で挨拶した後は息子に促されて別室に行ってしまいました。

自分の家族をガードする息子の語りから私は、1960年代当初に保健師として初めて着任し、担当した無医地区でもあった開拓地の人々の暮らしが重なりました。息子や娘が次々に都市部に吸収され、農業や酪農が立ち行かなくなった親世代の、〝あの時の家族が此処にいる〟といった幻想とも現実ともつかぬ思いの中で、この家族のこれから起こるであろうことをあれこれと考えていました。

それから半月後、向かい側に住む家族から、この母親が、玄関の鉄ドアを叩きながら声をからして「助けてー」と叫び続けている、という連絡が自治会に届いたといいます。あのあと、息子がとった選択は、母親が外に出て同じことが起きないように鍵をかけて出勤することでした。今は休職して家で母と居る、という息子のどこにもぶつけようのないやるせなさと、この母親の馴染んだ自分の家に帰りたいという強烈な願いとが想像されて私もみじめな気分です。すでに自治会長が団地圏内にある内科クリニックを紹介し、受診した後であり、このクリニックが翌年には開設する予定だという特養に入所する予定だということです。私がしたことと言えば、お手伝いすることがあれば言ってほしい…と、連絡先のメモを手渡したことぐらいです。その時も、手助けできるのが何なのか、全くといってよいほど解っていない自分がいました。

何も知らない自分、間延した将もない対応等々の衝撃が、認知症の人と家族と関わっていこうと決めた日だったように思います。

訪問看護と介護22巻4号 P318-319（2017）

第2章　ケアの場を拓く

私の認知症ケアは介護家族の電話相談から始まった

猪突猛進のはじまり

ぼけ老人を抱える家族の会（１９８０年発足、２００５年認知症の人と家族の会に呼称変更。以下、家族の会）が京都に誕生してから今年で40年になります。〝京都に住む認知症介護家族が集う〟という小さな記事に、全国から１００人に近い介護家族が馳せ参じ、この日のうちに全国組織「家族の会」が設立され、都道府県全部に支部を作ることまで決まったのです。〝わかってもらえる人がそこここにいる〟人たちの喜びが一気にヒートアップしたのでしょう。

この頃の私は、認知症の人やその家族がどこにいて、どんな苦しみをもち、どのような助けを求めているのか、データとしているはずの人の顔が見えないもどかしさにジリジリしていました。そんな時に、京都の「家族の会」結成とアピールが大きく報道されます。しかもこの集いに千葉市から６人もの介護家族が参加していたというのです。翌日に、早川一光先生[注1)]の「何とか応援してやってください、任せましたよ」という電話がきました。この声に押されて、この人たち一人ひとりのお宅に出向き、彼らの涙涙の物語りに、〝自分にできること〟を考える日々が続きました。各家庭を回り終えた頃には、彼ら自身の小さな集いが始まっていました。

　私は、認知症介護家族を主とする電話相談を自分の研究室に開設する準備と認知症の人と家族の会（ぼけ老人を抱える家族の会、２００５年呼称変更）千葉県支部を作る準備を始めました。当時、私が勤めていた千葉大学の大学院生だった永田久美子さんの尽力で、学部学生による勉強会も組織されました。これで、学生たちのサポートも期待できます。こうして１９８０年10月４日、研究室に留守番電話（当時は幅約40センチ高さ約10センチの大きさ）をセットし、〝24時間対応〟の留守番電話を置いた相談をスタートさせました。学部事務局が、この意義を理解して全面協力をしてくれたのもありがたいことでした。

　同じ月の10月25日に「家族の会」千葉県支部（京都を本部とする）の第１回例会を開催しました。例会の「集い」には京都の集いに参加した仲間や、電話相談の声だけの人を含めて約25人の人が初めて出合い、自分と同じような体験をまるで涙リレーでもあるかのような熱気をもって盛り上がり、会が終わる頃にはどの顔も、かなりすっきりしていたように見受けられました。１９８０年10月、ここから私の猪突猛進の日々が始まりました。

電話相談のスタイルを模索する

　当時、認知症（２００５年以前は、ぼけ、痴呆、痴呆性老人）を主な対象にしている電話相談は、大阪大学の大国美智子先生など、ごく少数の医師グループだけでした。医師ですから相談内容によっては、診療に繋ぎ早期発見、早期治療の役割を果たせます。では、看護職の私の行なう電話相談では何ができるのだろうか。認知症の病理やアセスメントの学びは当然としても、認知症の人の顔が見えず、家族との応答だけで何がどのように可能なのだろうか。不安を抱えてあたふたしていた頃、ある臨床心理士の「看護師さんは電話先の相談者の話の先の患者さんの様子が気になるらしく、そっちのほうに話がいってしまうのよね」というなにげない言葉に、私のやるべき相談のあり方が決まったように思います。どちらかというと看護職は、「患者・家族」をひと括りにして、2つの異なる〈生活世界〉をやすやすと越境した助言や指導をしてしまうようです。このあり方が、倫理的な問題にはいたらないまでも、時には信頼関係を壊してしまうことがある、という指摘はこの当時もありましたが、かといって、カウンセリングモデルでなければならないか、といえば、そうとも言えない場合もあるでしょう。

経験的には、認知症介護家族で私に電話してくる人の大部分は家族には内緒という場合が多いこと、また、当の人が主介護者ばかりではなく、私に求めていることが何なのか、何から相談していいのか解らないでいることが多いのです。相談は、それが解る手がかりをつかむ手助けから始まります。

電話相談ではあってもなくとも、相談の中心は、その人の〝身〟に起こっていることなのに、表わせないでいる事態を想像し、ストーリーを描ける能力だろうと思います。相談する人と、その人のすぐ傍にいるの認知症の人の身、この2つの〝身〟に起きている曖昧で、ちぐはぐなものを、具体的出来事を通して聴きとること、こちらからの身勝手な助言は厳禁だと、自分にきつく言いきかせました。助言に不安が伴う時は、翌日こちらから電話をして確かめ、時には訪問をして状況を確認し、いま必要としている道具がない場合は、何処に売られているかを調べて連絡する、などの手助けをすること等々の、いってみれば痒い所へ手が届くスタイルです。数年後にはそうした支援情報ファイルが3冊にもなりました。

私が、この相談スタイルでいこうと決めたのは、彼らの介護の日々が知る方法や認知症そのものを理解する学び情報が殆どなく私にも解らないことが多いこと、そのために人に伝える的確な言葉がなかなかみつからなかったことがあります。もう一つは、治るか治らないかといった直截的な問いの相談が多かったからです。例えば「トイレを汚して、とても困っています。治りますか」といった具合。そのものの云い方の中に〝どうせ、どうにもならないんでしょ〟という空気がただよっていて、その様子は、スティグマ注2)にうちのめされて孤立無縁の介護者の姿が想像されるからです。その想像に私の方もうちのめされて、辛くてたまらなくなるということの関係もあります。

スティグマは、認知症の本人や介護家族が遭遇する一つひとつの物語に必ずといっていいほど潜んでおり、前に進む力を阻みます。その有りどころを一緒に考えるには、そのことに、しっかりと向き合える相談者の聴く声と具体的なサポートも必要ですが、それ以上に「こと」に共感し共有する特定の仲間を必要としていました。そういう関係を最もほしがっていたのは私のほうだったかもしれません。ケアリングやエンパワメントという言葉が、まだ遠くにあった時代のことです。

今では「痴呆」という言葉を知らない人もいるとか。しかし、認知症に対する独特の社会的反応としてみられるスティグマやレッテル張りは今も至るところに見え隠れしつつ存在しており、昔も今も同じような苦しみを認知症当事者や介護家族当事者に与えています。

希望を共有する「家族の会」例会の時間

「会・千葉支部」を創るにあたって私は、その昔尊敬する人が言っていた〝それを目指したならひたとそれを受取る責務に生きなければ〟という言葉を思い出し、〝覚悟はいいか〟と自分に言い聞かせてきたので、この組織を継続発展していくために必要な心構えやすべきことの準備を少しずつ始めていました。私の役割は後方サポーターに徹することです。

第一は、電話相談と同時にネットワーカーとしての自分作りです。介護家族同志のネットワークはもちろんのこと、援助者間、医療・福祉施設、介護用品を提供する業者、行政、マスコミなどをつなぐ役割はかなりハードな仕事ではありましたが人の誠意にもふれてありがたいことも多くありました。

第二は、この病に対する偏見や烙印（スティグマ）、また、介護家族への無責任な同情を打ち砕くための学習のあり方・進め方を自分の宿題として向き合うことでした。

最も重要な第三の仕事は、この会を介護家族の自助組織ならではの運動体組織にしていくこと、それにきちんと関わり続けることです。参加者は普段から生活の知恵をもって暮らしを築いている人です。ただ、今私の前には、この病気への嘆きや怒りに打ちのめされていて発揮できないでいる人ですが、すでにこの問題と戦い、主張し、考えている人という意味では、底知れぬ力を持っている人のはずです。だから例会を著名人から認知症あるいは介護について教えてもらう講習会の「場」にはしないことです。

「家族の会」千葉県支部と私

「会・千葉県支部」の土台は発足二年目から二代目代表になられた、二宮敏子さんの「静」と副代表の永島光枝さんの「動」コンビが築かれたといっても過言ではありません。

例会で心がけてきたことは、この集いに初めて訪れた〝新人〟が主客になる「場」の配置です。ようやくの思いでここに来たその人が、ほっとして席に座る姿をみるまでの仲間たちの振る舞いがスムースに運んだ時、例会の半分は成功したといってもいい程です。もう一つは、この新しい参加者に余計な気遣いはしないことです。

参加者には、現在進行形の新人介護家族、中堅、ベテラン、看取りを終えたもののいつまでも曖昧な喪失感を抱えている人、自分にも起こりうることの学習をしたい市民、専門・非専門を問わず、自分のできる支援の手がかりを求めて参加している人など多様です。時には議員さんなど有識者も参加されることがありますが特別に紹介はしません。

集いで私が最も伝えたいことは、認知症の医学知識を教わって分かることは、ケアすることのほんの一部だということです。だから、例会を知識教育の場にはしない。それよりは、仲間達の労苦をいたわり、成功や失敗などから得た知恵を出し合って〝こうすればいいかも〟を、具体的に考え、その意味を共有することです。時にはロールプレイをして確認してみるような学び方です。例会は、そういうことなら乗り越えられるかもしれないという希望を共有する時間にしたい。しかし、即行動しなければまずい事態、たとえば、せん妄による〝昼夜逆転〟がみられ、介護者の混乱した話しぶりと認知症の状態から推察して受診が急がれる場合のような時です。私または参加者の中に受診機関に繋げられる人がいるかどうか、手を上げていただき、若しいれば、受診するまでに必要とされるサポート役割をその当事者も含めてオープンに話し合います。こうした即時的なフットワークから醸し出される安堵感も、何らかの同じ苦難をかかえた人同士の集いのなせることでしょう。

注1）高見国生、天田城介：インタビュー　認知症の時代の家族の会、現代思想、43(6), 74-95, 2015.

注2）スティグマ（stigma）：ゴッフマン（Goffman）により個人の疾病や障害といった外面的な特徴だけでなく、性格や人種などの集団的な特徴まで広い範囲に及んで汚名や軽蔑の対象に陥れるものと定義されている。

訪問看護と介護22巻6号 P494-495（2017）

認知症介護の介護を「宙づり状態」に留め置く時間が欲しい

介護の外部化が始まった頃の担い手たちの屈辱

今日的意味で「介護」という用語が世の中に定着し始めたのは、1963年（昭和38年）の老人福祉法の制定により、「養老院」といわれていたものが特別養護老人ホームとして、この法の下で制度化されて以降でしょうか。この法の下に、寮母といわれる職員も家庭奉仕員（ホームヘルパー）という職業も誕生しますが、いずれも無資格者です。寮母の業務は、食事、排泄、入浴、その他身の回りの世話を営む者です。この業務は1987年の介護福祉士資格制度後にも継承されますが、2007年（平成19年）の法改正により、心身の状況に応じた介護という文言に変わりました。この変遷と「寝たきり老人」が「認知症老人」と呼ばれるようになってきた時代の流れは見事なほど一致します。ちなみに「寝たきり老人」とは、脳血管疾患等の後遺症が6か月以上経っても残り、身体障害が明らかになった老人です。一方、ヘルパーは市町村福祉担当部署や保健所の管理下で申請することで家庭を訪問し介護することになりますが、ヘルパーに対する一般認識は〝お手伝い〟〝家政婦〟といったものです。ある家庭の訪問活動時に近隣の人が訪ねてきたとき、〝市からのお手伝いの人〟と紹介されたといった話など、ヘルパーの悲憤の記録が幾つものこっています。寮母、ヘルパーは家族介護の代替、あるいは代行の下請けを制度化したものといっても過言ではありません。

家族介護の特異性と認知症介護家族の特徴

親の養育の問題は、古くから家族・親族網とか家族形態的な側面の研究調査対象として、また政治、政策の側面から語られてきましたが、家族介護の問題が語られるようになったのは、ごく近年のことかと思います。

家族介護が四字熟語のように語られる背景には、老親など身内の身の回りの世話の一切が、〝長男の嫁や嫁ぎ先の娘〟にまで及ぶようになった現実をフェミニズムの視点から「ケア」というものを再確認する議論され始めたことがあります。しかし、残念ながらわが国の大勢は、家族の「介護」に止まっていたように思います。

家族介護の特異性のひとつは、過去にある種の恩恵の与え手であった老親への恩返しとして当然視する伝統社会にあって、介護する側の女性もかなり早い段階から冠婚葬祭の如く介護することを慣習として躾けられ、優秀な行為者を賛美する文化が長く続いてきたことです。第二はそのことで身体ケアの場面で起こる双方の恥辱感や喪失感に伴う絶望をもたらす現実、また、ケアする側は否応なく他者の尊厳を剥ぎ取るような侵襲感覚や罪悪感に苛まれるという現実、この日々の受苦を世間に言えないという現実、この生活が成人期と初老期に、ある特定の人々の身に起こることです。それは己れのすぐ先にある老年期の自分の姿と重なり、取り巻く環境によってはアイデンティティの危機を体験することもあるということ。

第三は、家族介護とはいうものの、実態は、互恵性を伴わない独りぽっちの介護であることの方が多い点です。相談事も愚痴も聴いて欲しいことはたくさんあるのに、家族メンバーから軽くあしらわれるような振る舞いや、反論めいた意見を言われたりするようなことが重なると、介護者の日々は負の感情の鬱積が積っていくでしょう。

家族介護と介護家族は同義語といってもいいのでしょうが、ここでは前者を家族制度的視点からの把えとし、後者を現実に介護する家族とします。さて私が行った認知症介護家族の調査では、バーンアウト症候を持って介護している人は約2・5割です。時間的・物理的な疲労のために健康を害することも少なくありません。

認知症介護家族の特徴は、行動・心理症状が顕著に表われているにもかかわらず、無作為な治療や、状態に合わない助言に対応しなければならないことで倍増する疲労や認知症介護でなければあり得ない世間の差別的扱いにも苦しめられることもあるでしょう。

その中でも家族は認知症の人のちぐはぐな言葉や行動に、その人らしさや人となりを見出したり、また、大人ならではの皮肉やユーモアをいう姿にも触れて、その人のライフストーリーを回顧し、元気だったころの言動に癒されることも少なくないようです。

こうした関わりのなかで私が学んだこと、それは、本人のなかに確実に留まっている「記憶」を「習慣」という角度からくり返し〝耕し〟て本人の「人となり」を〝みえる〟瞬間の感動やその面白さです。

宙づり状態のまま留まる力とネガティブ・ケイパビリティ

「公益社団法人認知症の人と家族の会千葉県支部」ができて7年後の１９８７年に私は、会の世話人などの有志とデイケア「稲毛ホワイエ」を立ち上げました。２０００年まで続いたこのユニークなデイケアは、この活動に取り組んできた仲間によって記録されています。[(1)] しかし、認知症に限ったデイケアは、１９９０年頃になってもまだ全国に10か所前後しかありませんでしたので、デイケアの効果を何で測るのかも分からない状況にありました。

そこで、既に認知症の人を積極的に受け入れている事業所のメンバー14名と勉強会をつくり、「自分たちはデイケア利用者のどんなところに注目して関わっているのか」を主テーマにした研究方法を調べるようになったのです。そしてＫＪ法[注]に基づいて、デイケアを利用する介護家族の断片的な言動を集め、[(2)] グループ化しながら、もしかすると利用者も気づいていない理由を探ることにしました。調査により得られた最も大きな収穫は、デイケアを利用する理由が、枚挙に暇のない色々な問題の「答えを先延ばしできる時間」を担保できる「ありがたい場所」として活かされているという発見です。たぶんこれから先、いつまで家でみられるだろうか、などと思い悩みながら去就に迷い、ためらい、留保できる時間だったのでしょう。それが、ありがたかったと思えたということかと。これと、デイケアを利用した認知症の人たちの認知機能障害の回復（reablement：一度失った能力、自信、自立性の回復）していく姿とは密接な関係があるはずです。

つまり、ひとまず踏み止まり、先延ばしする時間や場所が認知症本人と介護家族のエンパワメントを刺激しボランティアする介護家族やワーカーの認知力を促すといったことです。このようなデイケアの「ケアの内実」を、私は「宙づり状態」と名付けることにしました。

そしてごく最近、ネガティブ・ケイパビリティ（negative capability）という考えに出合ったのです。著者の帚木蓬生氏は、ネガティブ・ケイパビリティの概念を、「論理を離れたどのようにも決められない宙ぶらりんの状態を回避せずに耐え抜く能力」で、「目の前の事象に拙速に理解の帳尻を合わせず宙ぶらりんの解決できない状況を、不思議だとおもう気持ちを忘れずに持ちこたえていく力がここで要請されます」[3]といっています。

「宙づり状態」の内実を補ってあまりある的確な指摘です。この2つに共通する認知症の人のデイケアの課題は、認知症の人のさまざまな状態、よくわからない状態を〝見続ける〟宙ぶらりんの時間に耐え得る、関わり手のエンパワメント力を養うことのようです。

文献

（1）二宮敏子、永島光枝他：連載「ホワイエだより」①～⑲、保健婦雑誌、47(4)-48(11), 1991-1992.

（2）中島紀恵子：痴呆性老人の（デイ）ケアにみる「ケアの内実」に関する研究、125-146、日本社会事業大学研究所年報、1989.

（3）帚木蓬生：ネガティブ・ケイパビリティ―答えの出ない事態に耐える力、朝日新聞出版, 9, 87, 2017.

注）　ＫＪ法、多くの断片的な情報を関連性の高い単位でグループ化して分類・統合させながらグループ

化していくなかで、そのグループを意味をもつ単位に集約でき、そこからアイデアや解決の糸口を掘り出す技法。川喜田二郎が開発した手法。そのイニシアルをとって、こう呼ばれる。

訪問看護と介護22巻9号 P722-723（2017）

介護家族と共にデイケアを手作りする

北欧とフランスでみたデイケア

北欧を中心に高齢者ケアを学ぶ旅に何度か出かけましたが、いつ、どこのことだったかが、さっぱり思い出せないのが情けない。ただ高齢者ケア施設の居室内トイレと浴室の広さに驚きながらも、「ケアする他者」と「される自分」の小さな防衛領域（personal distance）を考えると、これくらいのパーソナル・スペース（対人距離）があってもいいのかと思ったこととか、掃除ワゴン一式に至るまで美しい色彩に包まれた建物空間にいて、身体がほぐれる感じとか、居住者の自由闊達な振る舞いなどの印象は、いまも鮮明に覚えています。そのとき私は、日本の高齢者施設に住まう認知症の人々の感覚・知覚情報の乏しさが同時に感じられていて、認知症の人のためのデイケアのあり方を頭に描き始めました。

１９８６年のフランスの旅では、この国で最初の認知症中心のデイケアの様子を聞く機会がありました。家具製作所を改装したというそのデイケアの日常を映したスライドには、4～5人の女性と2～3人の男性が、木材を運んだり、のこぎりを使って作業をする様子や掃除やらトランプ遊びやら、卓を囲んで談笑する姿が映されていました。説明されなければどの人がワーカーなのかもわかりません。この映像を見ながら私の頭の中は、なぜ、日中のケアなのか、それにどんな意味があるのか、「認知症の人と家族の会」のメンバーでデイケアをつくるとしてその意味は?、対象の範囲は、ルール、秩序、手順などの決めごとをどう築いていくかなど、デイケアのケアのかたちを真剣に考えていたように思います。

ふり返ると、憩い社交する外に開かれた広間『ホワイエ』に意味を込めて、1年後に実現したデイケア「稲毛ホワイエ」の構想は、この日に始まったように思います。

「稲毛ホワイエ」の構想

公益社団法人認知症の人と家族の会千葉県支部（以下、千葉県支部）は1980年10月に誕生しましたが、私は、設立時から認知症の人も例会に参加できる集いであることを願ってきました。当時のことですから、この考えに危惧を抱く人もいましたし、ためらう雰囲気もないではありませんでした。しかし実際に本人が参加した集いでは、この人たちの寛いだ様子や話し合いに耳を傾ける姿、ちぐはぐではあっても、場の雰囲気をわきまえた社交的言動で周りを和ませる姿がありました。当然、見知らぬ人に緊張して落ち着かず、立ったり座ったりの人もいますが、その仕草は〈大人そのもの〉です。

私は、その姿から、エドワード・ホールの「人間を、多種多様の情報を与える一連の伸縮する場に囲まれているのだと考えるようになれば、人間を全く異なった光の下で見直すことになるだろう」という考えや、「我々一人ひとりが多くの習得された情況的パーソナリティを持っているのである。情況的パーソナリティの最も単純な形態は、密接的、個体的、社会的、公衆的な相互作用に応えるときのものである」という考えをもとに、そのような日常世界（本書38ページ）をつくられるデイケアが何としても欲しいと改めて思ったのでした。この場が「相互作用の最も高度に精密化した言語が交わされ、それを声の調子や身振りが補足する」[1]なら、認知症の人は、その人らしいパーソナリティをとり戻す可能性があるのではないかと。[2]

千葉県支部設立から5年を経たころには、当初から例会に参加している介護家族の半数以上は看取り終えた人々になっていました。ですが、例会を欠席することはほとんどありません。この場が安らぐからとか、あの時こうすればよかったのかなど勉強になるので…など、理由はさまざまですが、現役介護者の語る認知症の人の姿に、自分の夫、妻、老親のかつての姿を重ねて、〝あの時こうすればよかったのかもしれない〟といった終わりのないあいまいな喪失[3]をもったまま、悪戦苦闘の最中にいる仲間の受苦に感受し、包容する力は、どの専門家に勝るとも劣らない共感力です。それを役立ててほしいという思いが私のなかで強くなってきました。

運よく、大塚クリニックの大塚明彦氏（精神科医）から、旧診療所を無償で提供してもいいという思いがけない申し入れがありました。場所はＪＲ稲毛駅から徒歩３分足らずのマンションの2階、約30坪４ＬＤＫの広さです。こうして稲毛ホワイエは、大塚クリニック、千葉県支部メンバーを中心とする約50名の登録ボランティアの共同運営利用施設として１９８７年に発足しました。その日々は2年間にわたり「ホワイエだより」として雑誌連載されたところです。[4]

当時も認知症の人を受け入れているデイサービス（実施するサービスは主に移動・食事・入浴と定められている）も少しはありましたが、認知症対象のデイケア（レスパイト機能と精神的負担軽減、相談等を主とする）は全国に10か所もなかった頃で、公的補助もない時代でしたから、各々のデイケアは革新的な試みをしていたと思いますが、稲毛ホワイエのように週３日も開いているところはなかったと思います。

稲毛ホワイエの斬新性といえるものを整理すると、第一に、市民共助の組織とし、会員制の利用施設としたことです。会員は、稲毛ホワイエを利用する介護家族およびその目的と趣旨に賛同した利用者家族、ボランティア、賛助会員（賛助団体を含む）で、各々が会費を納めます。利用者家族の場合には、入会金と利用日の昼食費やボランティアの交通費など、必要経費の一部を利用料として負担してもらいました。

第二は、日中の託老という預かりの場ではなく、状態をよくするケアの場であるため条件を定めたことです。歩行による通所が可能なこと、一般的な健康チェックは利用日に必ず行なうが医療的治療は行なわないこと、移動・排泄・着替え・食事・睡眠の介助および本人の状態に見合った適切な作業・レクリエーション・外出・散歩・休息などの日々のプログラムは固定的ではないこと、本人と家族の介護上の問題の相談・助言をさせていただくことや家族の滞在は自由であること、急変事態に対する責任は負いかねるができるだけの支援をすることなどです。

第三は、豊富な開設日と時間を用意し、利用日の選択を容易にしたことです。開設日は月・火・木曜日とし、開設時間は朝８時30分から16時まで、来所時間も帰宅時間も自由などです。

これらのことは年１回の会員総会での話し合いで合議することも決めました。

デイケアと「稲毛ホワイエ」の果たした役割

稲毛ホワイエは、１９９８年に経理担当者の不祥事があって、千葉県支部のボランティアは運営組織から退きましたが、この頃には介護施設併設のデイケアも増え、参加者はそれと同様の送迎や入浴サービスを求める利用希望者も増え、稲毛ホワイエの理念を維持するのが困難になってきたこともありました。現在は、同じ名称で、大塚クリニックと認知症傾聴ボランティアによる活動を行なっているようです。

振り返ると老人の通所型デイサービスは民間または市町村が開いていた託児所をモデルに、季節限定の託老所づくりから始まり、そこからＮＰＯなどの毎日通所型の宅老所づくりに繋がり、市民参加型共助によるデイケアの活動に結びついていきました。そこで寝たきりではない認知症を受け入れるようになり、介護家族、認知症本人、それぞれの自分時間を持ったよろこびに結びつき、そして自立支援に繋がります。

デイケアは本人や介護家族それぞれの当事者性の芽を出す土壌を育む場所といえます。どういうことかというと、触れ合うほど密接距離で手当てを受ける側・する側の日々が社会から閉ざされ、介護家族は認知症の人が本来持っている社会的多面性の姿が見えにくくなります。家族介護にとっても同じことです。こういうことは介護施設でも起きることで、たとえば、幼児語で話しかけたり、頬を撫でて可愛いとチュッとしたり、人形を与えたりといった他者性をなくした関係が起きるのです。「稲毛ホワイエ」は介護家族の手でそういう世界を壊し、見える化してきた役割をもてたように思います。

この成果が、「高齢者保健福祉推進10か年戦略」（ゴールドプラン・新ゴールドプラン、厚生省、１９８９）の波に乗り、１９９２年には認知症対応型デイケア（Ｅ型）やデイサービスセンター（Ｄ型）の開設を促し、２００６年には同サービスを少人数の地域密着型サービスとして制度化させたこと、さらに、介護保険制度における在宅ケアの制度設計にも、何かしらの貢献をしたのではないかと思っています。

文献

（1）エドワード・T・ホール著、日高敏隆、佐藤信行訳：かくれた次元、みすず書房、161-163, 1984.
（2）エドワード・T・ホール著、國弘正雄訳：沈黙のことば―文化・行動・思考、南雲堂、60-61, 1966.
（3）ポーリン・ボス著、中島聡美、石井千賀子訳：あいまいな喪失とトラウマからの回復、誠信書房、11-12、2020.
（4）二宮敏子、永島光枝ほか：ホワイエだより、第1回～第19回、保健婦雑誌、47(4)-48(11), 1991-1992.

訪問看護と介護23巻6号 P444-445（2018）

日常世界を豊かにするグループホーム

認知症グループホーム（以下「グループホーム」）における「居住空間」の役目

認知症の人が生活するグループホームに、パーソナルスペースが適切に配置された居住空間が備われば、個々人の身体技法は身体が覚え込んでいる身体空間（身体の行為・行動のすべてが表出される空間）のなかで、すべき行為や行動を選択し、動作を組み合わせることができることに繋がります。さらに専門的ケアパートナーが配置されるなら、認知症の人は生活の不自由に苦しむ経験的時間を失うことなく自身の潜在能力を回復させ、認知症の進行を抑止する可能性があります。

すべての家具は、身体空間とそれを取り巻く外面的空間を実践的に支える道具です[1]。神棚や仏壇は神や祭礼と同時に社会秩序につながるものとして、開かれた外面的空間に繋がります。トイレや寝室は「秘めたる場」であり「休息の場」であり「解放の場」にもなります。パーソナルスペースという視点から把えれば、密接距離と個体距離の領域を守るものでもあります。台所は「人生をなぞる場」や「活力の場」ともなり、社会距離や公衆距離の領域においても活かされる空間です。

「生活のパートナー」の役目

グループホームの理念は、居住者が「介護を受ける者」ではなく「生活する主体」であること、スタッフは「生活のパートナー」であることが求められるのです[2]。生活のパートナーには、居住者の自立心に感受し、自分がすべきことを考え、支える資質と専門力が開花する教育が求められます[3]。

北海道のある特別養護老人ホームの若き施設長だった大久保幸積さんが、スウェーデンで学んだグループホームケアの実際を学習する「場」として、有珠山の麓に近い豊浦町に木造平屋建てのグループホーム「幸豊ハイツ・ほのぼの」をつくりました（約80坪、個室8室。責任者・宮崎直人さん）。私は１９９６年から約5年にわたってそこへ不定期に出向き、多くのことを学ばせてもらいました。

居住者8名の異なる習慣と認知症の症状とそれ以外のさまざまな要因が絡み合う毎日ですから、いつも何かしらの〝事件〟が起きます。だから居住者の誰もがつねにハッピーであるという状況は現実的に叶わない。生活とはそういうものでしょう。問題を難しくするのは、むしろスタッフの家事時間の合理的節約とか、保護者的態度の過剰さにあるのかもしれません。

グループホームの生活にほしいのは、静かにみる（見る・観る・視る）ことのできる人、居住者の生活体験に合った手助けを取捨選択でき、穏やかな声、ゆっくりと聞くこと、遊ぶこと、対人マナーなど、これらを通して居住者の身体空間を取り巻く外面的世界に溶け込み、ともに働ける「生活のパートナー」です。これが難しいのです。

ここに示したインフォメーション・シートは（次頁表）、1997年ごろに作成し、各自の部屋に貼り、掃除などのときに、この日にすること、したいことを話し合って決められる時間をつくってほしい、そして居住者の選択性や自主性に関心をもってほしいという思いでつくったものです。

ハジメさんから教えられたグループホームの役目

ハジメさんから大切なことを教えられました。彼は自営農家の2代目で、土壌改良や収穫量増大の功績で何度も受賞した人です。その話を聞かせてほしいとお願いすると誇らしげに語り始めるのですが、次第に農業に無知な聞き手とわかってくると「もういい」という顔をしますが、侮蔑というよりは、あきらめに近い顔です。

私たちは、せめて彼の部屋に賞状があれば、自分が成し遂げてきた日々を回想できるだろうと思い、家族に届けてもらった賞状を部屋の壁に飾ってみました。数日は、うれしそうに賞状の由来を教えてもらえましたが、ある日「これはこの宿（グループホーム）に置く物ではないからウチ（家）に持ち帰る」と言い募り始めたのです。

鏡台などの家具やアルバムなど、自負心につながる品を部屋に置くことで、利用者が抱いている誇りや自尊心を取り戻そうという、グループホームをふだんのイエに似せた営みに、と言う当時、大勢を占めていたグループホームの理念と、私たちの体現の目論見に、彼は異議申し立てをしたのです。ハジメさんが本当にほしかったものは、家族や地元コミュニティとつらなって生きてきた自分の時間、空間と折々の仲間といると思える、その場所にあったし、賞状はそのあるべき場所におかれてこその自分が生きてきた証だったのです。

表　インフォメーション・シート

居住者氏名：ハジメさん

パーソナルノート
・1人でソファに座り、テレビを見ていることが多いのですが、人の話をよく聞きます。
・着替え、歯磨き、洗顔など、一通りのことは自分でできます。
・食事はよく噛み、味わって食べます。
・身体の不自由な友達に対してお世話をすることができます。
・ユーモアがあり、冗談が好きです。

日常生活
・ゴミ捨て、枯葉集めなど、外仕事が好きです。ゴミ捨ては日課にしています。
・無頓着に服を後ろ前に着たり、入浴時、隅々まで洗わず、浴槽に入ってしまうことがあります。手順を見守り、声をかけていいと思います。
・日中、自室で休んでいたり、お菓子を食べたりしていることがあります。そんなときはそっとしておいてください。
・1日1回は散歩に誘ってください。
・自分の茶碗、お箸は覚えており、毎日居住者全員のお箸を並べます。
・下膳も自分ででき、隣の人の分の下膳の手助けもします。
・夜間は時に居間にきて寝ていることもありますが早起きです。カーテンを開け、テレビを見ています。

健康
・看護師が毎日体調を調べていますが、問題はありません。
・薬は施設側が担当します。

中島紀恵子編著：グループホームケア――認知症の人々のケアが活きる場所　改訂版、日本看護協会出版会、67、表2-8　information sheet を改変

グループホームケアの小史

わが国のグループホームとデイケアづくりは少数の有志によって1985年頃から始まっています。同じ頃にスウェーデンでは、国家の在宅福祉の要と位置づけて小規模施設「グループホーム」づくりを進めていました。その嚆矢となった「バルツァゴーデン」の1000日に及ぶ活動報告と、そこに住まう老人たちの生活の物語り[4]は各国の注目を集め、日本からも大勢の人が視察や実地体験学習に出向いたといわれています。わが国の旧厚生省は1992年に「痴呆性老人向け毎日通所型デイケア（E型）」を設け、同じ年にグループホームケアの研究事業に補助金を準備しましたが、数カ所の小さな組織での活動であったことや当時の社会的理解の不足などから成果は曖昧のままでした。しかし、介護保険法の成立を見込んで、「小さいことはいいことだ」程度の認識と経営的メリットから建物先行のグループホームが少なからず造られたそうです[5]。これ以降、紆余曲折を経て、在宅ケアの中心的役割を担うまでに成長、発展してきたところです。

文献

（1）多木浩二：身体の政治学―家具というテキストを読む、大江健三郎、中村雄二郎、山口昌男編集：叢書　文化の現在2、身体の宇宙性、岩波書店、96-97, 1982.
（2）外山義：グループホーム読本―痴呆性高齢者ケアの切り札、ミネルヴァ書房、4, 2000.
（3）中島紀恵子編著、北川公子、大久保幸積、宮崎直人：グループホームケア―認知症の人々のケアが活きる場所　改訂版、日本看護協会出版会、115-117, 2005.
（4）バルブロ・ベック・フリス著、ホルム麻植佳子監訳：スウェーデンのグループホーム物語―ぼけても普通に生きられる、京都21プロジェクト、1993.
（5）小笠原祐次編、バルブロ・ベック・フリス、友子・ハンソン著：今、なぜ認知症にグループホームか―スウェーデンからのメッセージ、筒井書房、6-8, 2002.

訪問看護と介護23巻7号 P518-519（2018）

グループホームケアの価値

認知症在宅ケアの中心的小規模ホームとして

1990年頃から嫁中心の介護形態が劇的に減少し、それに代わって女性の介護離職や遠距離介護が目立つようになった頃、認知症グループホームは、新しい地域ケアのあり方として構想され介護保険サービスの一つとして加えられました。これにより、開設時に膨大な資金がなくとも、障害者施設や老人介護施設の実践経験を認知症グループホームケアに活かしたいと願う者に経営の道が拓かれましたが一方では、利益先行のグループホームも急増させたのです。介護保険制度は、介護サービスの市場化を促し、そのスピードと度々の施策改正によって現場のケアの質の維持が案じられるほどでした。しかし、それでもグループホームは、在宅ケアの中心的小規模ホームとして中心的役割を担っています。「住まいの場」を利用者のケアのニーズに応じてアレンジしやすいためだからです。

また、生活パートナー（資格や職種を問わない）の存在も大きいと思います。認知症と共に生きる利用者に、これまで通りの日々平々凡々な生活を意図したケアは、いつも人のあたり前の自由とか権利といった問いを伴うものです。また長く続くケアを通しての価値と人の命に関与する出来事の経験を重ね、「看取りなしでは理が通らぬ」という、ケアの価値にも直面するはずです。グループホームの看取りケアの流れは生活パートナーの力の表われでもあると思います。

利用者に「手伝って、と言われるようになった」と喜ぶ「生活パートナー」のまなざしから、既成の公共性や専門性への疑義を発信する旗手が各地に生まれてきました。そのことも在宅ケアの諸サービスを連結させるアイディアの実行が容易になったのだろうと思います。

「生活パートナー」の実際の仕事

バルブロー・ベック・フリスは、グループホームがなぜ大切かといえば、小さなグループほど、一人ひとりがそれぞれ居場所を十分にもつことができるからだといい、それを可能にするのは、認知症ケアの方法を最初から決めてかからずに、認知症の人を活性化させる必要を知らなければならないという哲学(1)であるといいます。

同じ頃、アメリカでは、ミシガン大学老年学研究スタッフが中心になってナーシングホームのなかにユニットケアをつくり、「環境療法」(Milieu Therapy：精神障害への治療的な関わりとして、情動や対人関係、社会的交流を活発にするための環境アレンジの処方)の、認知症グループホームへの適用に関する研究を始めていました(2)。

〝milieu〟(mi:lj'a:)とは、環境、境遇、周囲などの意味です。彼らの試みは微妙でとらえがたい雰囲気や環境をつくり、そのなかで治療的かかわりの成果を評価する研究です。スウェーデンのそれとアメリカの共通点は、グループホームの場は物理的環境（envaioment）というよりは、人が集まることでもたらされる晴れやかな雰囲気に包まれている環境（milieu）が第一義的なケアの課題と考えていることにあります。

確かにこの環境でなら、生活パートナーとして利用者の対人関係を促し、グループホームの外の交流を活発にし、認知症の人々にいつも通りに（特別な慣習を含めて）を支える役割が容易になるでしょう。

先にも紹介した北海道のグループホーム「幸豊ハウス・ほのぼの」が、開設間もない頃、入居者の3分の1に「ウチに帰ります」がありました。いつもスタッフの誰かが、決して短いとは言えない時間を、辛抱強く、彼らの行動を支えていました。彼らの強力な主張に頓智《とんち》の効いた言葉でいなしながらも目を合わせ、あの苦悩や怒りがどこに消えたかと思うような時間的試練にも耐え抜きます。時には見事な忘れっぷりとしかいいようのない出来事にも、ユーモアのある応答で仲間たちの輪がより親密になる気づかいをする姿をよく見受けました。

しかし、開設当初、思い定めていた以上にいろいろなことが起きました。入居者のトラブル（興奮、混乱、見当識に関するもの、転倒など）は、開設1か月半で18件もありました。それをピークに3か月目には6件、5か月後には1～2件にまで減少したものの、このような問題への適切な対応に毎回苦労するのが現場の現実です。それとは別に室内の温湿度調節や夜間睡眠時間や寝起きの体調の様子、検温、入居者たちと共に行なう自分の部屋の整え、掃除、ゴミ出し、食事づくり、洗濯など。そして、散歩、外出、さらにうまく立つこと、自分で靴を履いて歩くこと、トイレや入浴で必要な諸動作ができる練習、食卓や食器をうまく並べること、ゲーム遊び、入浴すること、遊び、家族や来客との交流など。

生活世界を豊かにする努力の甲斐によって、必要な筋力がつき、姿勢は月ごとにしっかりとなり、表情も豊かになり、声の張りも口調もはっきりしてきました。

私が興味深く思ったことは、大部分の入居者が「ここはどこか」ということをほとんど尋ねないことでした。また、この場所は自分の家《ウチ》とは違うと分かっている様子なのに、家族にも訪問者にも常に「いらっしゃい」「さよなら」「またおいで」などと、実に気持ちのよい挨拶を返してくれることでした。

人間は社交的儀礼というほどの大げさなことではなくとも、自分の居場所に他者が来訪すれば、見送るといった、習慣化している対人関係があるとき、誇りといった「己の徳」を支えるものとしての自己尊厳を取り戻すという発見をしたのです。

寛ぐこと・遊ぶことの意味

寛ぎは、選択できる「身」です。その対極に「拘束」と「退屈」があります。ゆえに、スタッフは、入居者が寛ぐ方法には細心の注意を払います。

遊び特にゲームを伴う遊びは、寛ぐなかにもある作法の規則性といったものから解放される特別の時間です。遊びには、前よりも上手にしようとかの意欲や、競い合いの楽しみがあるから楽しいわけです。私も「ほのぼの」を訪問するたびに、このホームの責任者で生活パートナーでもある宮崎直人さんが考案したという言葉遊びに参加するのを楽しみにしていました。

「言葉を出し合うだけでは入居者の集中力を持続させることは難しい。例えば、〝か〟の時に誰かが「学校」と言ったらその時は「学校」の話をする。発言された言葉に絡めて昔の話を引き出していく。また、〝か〟という音から引き出された連想を個々の記憶に繋げて回想を助けるようにしている。……スタッフにも、えっ、こんなこと知っているの、と言う感動と発見を呼び起こす。それは、入居者にももたらされ次々と連想が連鎖されていく……[3]」と、彼はいいます。

私は、宮崎さんが回想療法の「ほのぼの」版などとは言わず、〝療法〟とは一線を画して、褒めたり、けなしたり、時にはセクシャリティの方向に話が飛んだりする、そういう遊びのライブづくりに徹している姿に、生活パートナーとしての能力をみていたと思います。

文献

（1）バルブロー・ベック・フリス著、ホルム麻植佳子監訳：スウェーデンのグループホーム物語—ぼけても普通に生きられる、京都21プロジェクト、1993.
（2）Kim G Cox：Milieu Therapy, Geriatric Nursing, 6(3), 152-154, 1985.
（3）中島紀惠子編著、北川公子、大久保幸積、宮崎直人著：グループホームケア—認知症の人々のケアが活きる場所　改訂版、日本看護協会出版会、19, 2005.

訪問看護と介護23巻9号 P680-681（2018）

第3章　自立するという営みとケアの立つ位置

もしかすると、こういうことだったのかも……

言葉をつかって物語ってみる

〝知り合いなの？〟と聞かれて、しばらくぶりに合った知人との関係を話しているうちに、その頃に私の居た場所とその時代背景がコロコロと回転しながら昔の記憶の切片を接き合わせながら、話しに花が咲くというような体験は誰れにもあることでしょう。また、その時新たになった記憶を、いま気になる事柄と重ね合わせて配列し直したり、加えたりしたストーリーを授業の時などで話すときもあります。

言葉を使って物語ること、narrate することは、知らせるというラテン語で、それはほかの人に大切なことを知らせること、また、そのために物語ること、narrate する英語には、ほかの人と関係を持つ、他に人に関係させるということ、つまりはある出来事がほかの出来事に関係して意味するもの、これを言葉を使って物語りつつ考えることの大切さを私は大江健三郎さんの本[1]から教わりました。これと、10数年前の新聞で読んだ一文とがシンクロし、切り抜きファイルをしていた最首悟さんの「星子、11歳、わからなさの定位」[2]の一文がシンクロしました。

次に一部を省略して紹介させていただきます。

「…星子11歳、小学校障害児学級3年、ようやく、夜、何とか寝るようになって、朝9時半から給食の前まで学校に行っている。学校では歩くこと、洋式手洗いに座ることが勉強である。丸呑みだが、固いごはんを食べる。哺乳瓶で学校の牛乳をのむ。おむつをしている。目は最近ときどきあけるようになった。家ではあきずに音楽を聴いている。意外と癇癪もちで、生活の流儀が乱されると怒る。この頃ワッと泣くようになった。(略)

星子の今日一日の平穏とは、いやなことがなるべく少ないということにつきる。歯ブラシは突っ込まれるし、目薬は注されるし、星子もいやなことなしに一日は過ごされないのだが、平穏さはむしろ星子自身が作り上げているといってよい。(略)

星子のことが分かる時もあるし、日常の暮らしでは、わかったと思いこまないとやっていけないこともある。しかし、基本的にはわからないのである。ちょうど、ワカラナイ・ワカル・ワカラナイ…と続くルーレット盤をまわすと、玉がワカラナイところでいつも必ず止まるような具合である。

学問をするというのは、まさにこの定位に他ならないのだが、対人関係、特に子どもに対するとき、この定位が大事なのだと思う。ここに定位している限り、遠慮がうまれる。星子はそういうふうに親を躾ける。」

語ることから生まれる自省力

最首氏のいうわからなさの定位から云うと、認知症介護者の〝本当に、本当に、治らないの?〟とか、〝何度考えても、そりゃないよと言いたくなる〟とか、〝もう限界です〟とか言い募っていた人の言葉は事の真実をきちんと語っていたのです。ある日〝私がコントロールしようという欲望を手放したら、とても楽になりました〟とか、〝ずぼらしたら向こうの方も穏やかになってくれて…〟〝私が間違っていたのですね〟とかいう言葉も同じです。私は幾度も耳にしていたのに、その意味を学問の定位から十分に深めてきたとはいえないようです。

介護者の〈ワカラナイ〉怒り、悔い、詫び、そういう繰り言の日々は、〝私の抱えている問題であって、貴方の問題とは違うのよね〟といった他者性に気付いたという意味で、また、外圧としてあった義務の重たさから解放された時だったという意味でも、介護者にとってエポックになる言葉だったのです。そういうことに私はきちんと気付いてこなかったのです。その意味で私は、ワカル・ワカラナイの定位に立って、「こと」を考える機会を幾度も逸してきたようです。

徳性《モラル》とケア、そしてノーマライゼーション

care は、abord（~のまわりに）、for（~に向かって）などの前置詞を伴ってその先にある

悲しみ（心配、注意、関心、世話…）の状態を意識し、〝手あて〟をしようとすることで、その状態を克服する態度、行動を指す言葉[3]だといいます。ケアは、ほかの人を関係させることで意味を持ち始めます。なぜ、人間はこのようにある状況（たとえば悲しみに）を放っておけないのでしょうか。これについて、アンドレ・コント＝スポンヴィルは、それ自体が徳というもので、徳《モラル》とは、ある状況に存在する全ての複雑性に向けた道徳的（文化的要請の振る舞い[4]）注意であり、その場に最も適正な自分の働きかけ、あるいは働きかけうる力を手助けする力だといいます。

徳はケアに内在する先天的な能力ではなく、またケアは社会文化の要請として醸成されてくるものです。だからケアは、やさしさ、裁量、思慮深さ、寛容などの複数個の特質が絡み合った全体が、個別的に社会文化的環境的にも働きかけるわけですが、いずれの場合も関わり手は、その状況全体から最優先と思えるものに意図して働きかけます。ケアはそういう関係（caring）を生むのです。

１９５０年代は先進国の多くで、障害児（者）を大規模な収容施設に保護し管理する制度システムが盛んでした。これに対しデンマークの知的障害のある子の親たちは「親の会」を組織し、市民と同じように障害児も地域社会で共に生きるための運動を始めます。

こうした運動と要望に共感し、法制化に尽力したのが、当時デンマーク社会省の担当者だったニルス・エリク・バンク＝ミケルセン氏でした。氏は、「知的障害を持っていても、ノーマルな人々と同じように生活をする権利をもつ人間である」とする報告書を政府に提出しました。そして、１９５９年（昭和34年）に世界的に見ても福祉転換点といえる法律が制定されます。

デンマーク語で〈Normaliserling《ノーマリセーリング》〉という言葉が初めて用いられた法律だそうです。英語表記ではNormalization、英国の発音でノーマリゼーション、米国の発音でノーマライゼーションと呼ばれます。ノーマライゼーションも自立、誇り、居場所、権利…といった複数個をもつ全体性から成っており、これを個々人に届けることを理念としています。

それは、障害をもつ者も、もたない者も、誰もが平等でノーマルな社会生活のあり方に心を寄せ、それを語り、関係を持つ世界の実現を目指すことです。このような無形の活動の蓄積が、自立生活を支える制度に繋がり、新しい医療制度や在宅ケアの方向性に大きな影響を与えてきました。２０１１年（平成23年）に改正された障害者基本法の条文は、「障害者とは、障害など社会的障壁により、より継続的に日常生活など社会生活に相当な制限を受ける状態にあるものをいう」に変わりました。また、従来の3つの障害に「発達障害とその他の心身障害」が加えられました。今では、認知症の人の多くが障害者手帳を取得しています。

徳性《モラル》と倫理《エシックス》

私には、忘れられない苦い思い出があります。わが国のグループホームは、１９９７年、母体を異にする全国8か所をモデルとする試行テストを経て制度化されました。私はこの内、社会福祉法人を母体として、市街地の民間住宅をグループホームにする場合の改築上の問題点を検証するために用意されたグループホームづくりに、参加観察研究の機会をいただきました。

すでに入居の仮契約を終えている家族と本人のありのままの生活を知りたくて、25歳前後の介護職員と一緒に家庭を訪問したある日の話しです。私は家族と一緒に本人にも話を聞きたいと申し出ました。事前の記録には、同居前から本人は無駄な買い物が多くなり、金銭管理ができないということで同居となり、同居後は、家族の知らぬ間に外出しては帰れなくなることが頻繁に起きていることがかかれています。訪問時にも家族は、徘徊という言葉を使って、数々の困りごとの例を、傍らに居る本人の心情を斟酌《しんしゃく》するでもなく、立て続けに話します。傍らの本人は顔を横にして、終始口をもぐもぐしながらも表情は動きません。私は、本人にあと少しで移るグループホームの写真をみせ、これから暮らす新しい日々の話をしてみましたが、家族は「言っても分かりませんよ」といいます。本人は関心を寄せるというよりは、この場にいたくない風情です。

この家の玄関を出るなり、介護職員に私は激しく叱責されました。「大学の先生かどうか知らないけど、本人の気持ちを顧ないあなたのやり方は許せない。かわいそうじゃないですか」と。私は、「でも、入居するのは本人だからね。それに本人との家族の関係と暮らしの様子がわかったじゃないですか」などと言ってはみたのですが、彼女の怒りは収まらないようです。

この「事件」は私を、長い間「あれでよかったのか」と、自問自答することになりました。徳性《モラル》は複数個の言葉（例えば優しく、丁寧に、ゆっくり、正確に…というように）をもってケアの全体性として現れるのであり、その現れを表現する言語は非常にまちまちです。個別のケアに懸命になればなるほど、ケアのあり様についての主観的見解とその言語は多様性を帯びて入り込み、議論はバラバラになりがちです。非組織的なところでの議論ならば、そこだけに通用する方法を生むことがありますが、特定組織の基では、話し合いにありがちな感情や情緒に訴えることを抑制できる倫理的基準（法的もしくは職業倫理綱領など）が必要になります。つまり、「利用者または患者の最善の利益」という倫理上の考えを組織として定め置く必要です。倫理は、人権擁護の目的のためにあります。この方法の一つが法的規則です。介護保険法第一条の条文の中は、利用者の最善の利益として「これらの者の尊厳の保持と自立支援」の文言で、介護という事業の統一的倫理を定めております。もう一つは各組織が自らの行動指針をもち、そこに働く職員は、その指針に従ってメンバー間の対話を促し自分を律する機会を用意しておくことがあります。医療機関や福祉施設の入口に大きく公開されている、使命と行動もそれにあたります。看護職集団の倫理綱領は、日本看護協会が会員総意として長い時間をかけて作られたものですが、ここでは、人々の生きる権利、尊厳を保つ権利、誠意のこもった看護を受ける権利、平等な看護を受ける権利などの人権尊重が示されています[5]。

　さて、先の私の自問自答の結論は、私は、この日某グループホームの一員として行動したのですから、彼女が所属する施設の行動指針としている倫理「自己尊厳の尊重」に照らせば、私は一人のメンバーとして許せない行為だったといえます。私は自分のいまの立場と、家族や本人に働きかけうるグループホーム入所を目前にしている家族の複雑性に応じた徳（気くばり、配慮など）の全体的注意が足らず、ただ本人が知るべき権利という倫理観にこだわったのでした。

文献

（1）大江健三郎：語る人、看護する人、「話して《シンク》・考える《トーク》」と「書いて《シンク》・考える《ライト》」、集英社文庫、201, 2007.

（2）最首悟、毎日新聞、1997.10.20付・最首悟：星子が居る～言葉なく語り掛ける重度障害の娘との20年、世織書房、１９９８にも収録されている

（3）江藤裕之：通時的・統語論的視点からみたcureとcareの意味の相違、care概念を考えるひとつの視点として、長野県立看護大学紀要、9, 1-8, 2007.

（4）アンドレ・コント＝スポンヴィル著、中村昇、小須田健、C・カンタン訳：ささやかながら、徳について、紀伊國屋書店、7-11, 1999.

（5）日本看護協会：看護師の倫理綱領 https://www.nurse.or.jp/nursing/practice/rinri/rinri.html、[2017・12・20確認]

訪問看護と介護23巻2号 P130-131（2018）

認知症の人の潜在能力《ケイパビリティ》

回復に向けられる権利ベースアプローチ

病いとしての認知症の「回復（recovering）」について、私の尊敬する精神科医は『病が人間に座を譲る』ということだといいます。人間性の復権を連想させられる言葉です。氏は、権利ベースアプローチ（ＲＢＡ：Rights-Based Approach）へとつながることです」と、的確なコメントをされました。

認知症当事者の権利ベース運動は、２０００年にクリスティーン・ブライデンさんらが中心になって「認知症権利擁護・支援ネットワーク」が誕生したがその前後から進められてきたものです。２０１４年には、「国際認知症同盟」が組織され、翌年には「障害者人権条約」の批准（２００６、国連）」の適用範囲に認知症を加えるよう国連に訴えています[1]。わが国においても、日本障害フォーラム（ＪＤＦ）が国連に提出する予定のパラレルレポートに、認知症医療の問題、特にこれを精神病院の拘束などをレポートに反映されるように準備を進めているということです。

「障害者人権条約」の批准は、1990年頃より国連が進めてきた貧困や健康・福祉の不平等を解消する運動の成果といわれていますが、この条約の基本にあるのはアマルティア・セン（Amartya Sen）の「潜在能力（capability）」の考え方であると言います。(2)

潜在能力（capability）とは

センは、well-being を判断する情報域を、たとえば、長生きする、健康である、安全な飲み水を飲む、十分な栄養を摂っている、自尊心をもっている、社会的活動に参加している、人前に出ても恥ずかしくない身なりをしているなどの身体機能や日常の基本的活動と、より複雑な地域活動に至る生活上の達成のプロセスと、それへの成就までの連続的な活動を「機能（functions）」として捉えます。そして、人は、このような一連の機能をもって構成される存在と規定します。そこから「潜在能力」を、この「機能」を集合させ、（たとえば認知症の人が生きるうえでの）現実的な選択や可能性の選択、自由意思の幅と考えるのです。センのいう「潜在能力」とは、well-being を築くため実現可能な選択と自由意思の幅を探り広げることであり、この戦略を潜在能力アプローチということができます。(3) 当然、差別を受けてできることが限定されれば、「潜在能力」はそれだけ小さくなります。潜在能力アプローチは、「自由」と「人権」と密接に結び付いている概念といえます。(4)

認知症の人の潜在能力に学ぶ

センのいうケイパビリティと日本語訳の「潜在能力」という時の意味には、ずれがあるといわれながら、この訳語が色々なところで使われているので、私もこの言葉を使うことにします。私がこの言葉と出合ったのは、大江健三郎とセンの往復書簡(5)が朝日新聞に掲載され、多くの刺激を受けた頃からです。私は、この言葉に込められている希望のまなざしからみて、専門家が対象化して用いる「セルフケア能力」とか「残存機能」とかの言葉で、失ったと判断されるものをアセスメントするあり方に疑問を抱いてきました。

認知症ケアの本質は生活障害への対応です。しかし、自分のしたい〝ここのところ〟をうまくわかない、〝こうしてほしい〟と適切な言葉で伝えられないという意味ではコミュニケーション障害が生活障害をつくっているのです。身近な人がこの様子をあれこれ斟酌し、あれこれと伝え、助けようとするのですが、その意図や行為がしばしばミスマッチを起こしやすい、という意味では関係性の障害でもあります。

私は、認知症本人の探査行動としてみつけだすはずの本来的な「潜在能力」を何とかして説明したいと望んできたのですが、認知症疾患の「治療」を心に期している人には、うまく説明できない時間が続きました。幸いにも、この数年、認知症当事者による著作の出版が続き、その内容のどこかしこに、私の想像を超えて彼らは彼らの全生活の「機能」を集合させ、潜在能力を発掘し、工夫し、エネルギッシュな日々を生きている様が書かれています。

ここでは、佐藤雅彦氏の『認知症になった私が伝えたいこと』[6]から、当事者の潜在能力挑戦の〝さま〟に読者と一緒に教わっていきましょう。

序文には「当時私はまだ51歳でした。医師から十分な説明がなかったので私は、書店や図書館に通い『アルツハイマー』に関する本を片っ端から読んで勉強しました。でも、知識が増えるごとに私は希望を失っていきました」と書かれていますが、多くの認知症の人が経験するように、彼も深い絶望に身動きが取れない日々が続きます。そこから発想転換をします。彼は、「認知症の人は記憶そのものをなくしたように見えるかもしれないが、そうではなく、記憶の箱から記憶を取り出す鍵をなくしただけなのです」(p.69) といいます。以下、第2章の「自分でつくる自分の生活」の部分 (p.63-100) を切り取って、彼の「潜在能力」に視線を向けつつ学ばせてもらうことにしますが、人の常として、どうしても成果のプレゼンになりやすいものですし、ひどく苦労したこととか、あきらめかけたことなどはさらけ出したくないものでしょう。佐藤さんの文章にもそういうところがあるように私には思えますが、そのような心の動きや働きもまた普通にだれにもある「潜在能力」です。注意深い視線をもって学ばせてもらいましょう。

(昨日のことを覚えていない) ノートや手帳に書いたり、紙にメモしたりしていたが、それらを探すことが難しくなってきたので、「パソコンで日記をつけることにしました」「携帯電話 (ドコモらくらくフォン) やタブレット端末 (iPad) の操作は認知症になってから覚えました」(予定や約束がわからなくなる) パソコンが私の外付け記憶装置の働きをしてくれています」（予定の時間が飛んでしまう）「朝、パソコンで予定を確認したときに、予定の1時間前に携帯電話のアラームをセットしておきます」「出かける10分前にもう一度アラームが鳴るように設定しておきます」（音に過敏であること）「身の回りの音や人の話し声が非常にうるさく感じられ、そのせいで疲れやすくなります」そのような時は、「好きな写真集や絵本などを見て過ごします」「聖書も大事な一冊です」（探し物）「家の鍵、財布、携帯電話などの『外出セット』を定位置に置くようにしています」「探しているものが見つからなくても焦らずにそのままにしておく『割り切り』も大事です」（外出するとき）「町を歩きながら、人ごみを避けながら、信号に注意しながら目的の建物を探しながら…などということを複数同時に行うのはとても困難で疲れるのです。階段の上り下りも苦手で、一歩をどれくらい踏み出したらよいのかわからなくなります」でも「外出をあきらめないようにしています」初めての所は「同行してくれる人を探します」

佐藤氏は、このように毎日の脳機能の調子を点検し、生活の基本機能を集合して「事」を成就するために脳の疲れに注意し、生活時間をうまくコントロールできるようにとパソコン操作を再学習して、自分の記憶を助けます。そればかりでなく、社会活動の縮小を回避するための交渉術を練り、これらの体験を大勢に伝えようと講演や著作にまで取り組んだのでした。

彼のネガティブ・ケイパビリティの力もすごい。「自分の力ではどうにもならないとき、そういうときはあえて何もしない。ただひたすら回復を待つ。静かなところで、ジタバタせず、イライラしないで、必ず活気が出てくることを信じて待つ」というのです。

私たち一人ひとりも「その人に何ができるか」ではなく、「その人と何ができるか」という水平な目線で自分の「潜在能力」を確かめてみると、「認知症の人に優しい地域」という活動が漠然とした話でもなく、実現可能な実践として手の届くところにあるのです。例えば、全国痴呆症高齢者グループホーム研究交流会（1999年、宮城県松島町）で知り合った宮城県の関係者らと2001年に組織した「宮城の認知症ケアを考える会（以下「ケアを考える会」）」は、すでにある地域諸々の組織とネットワークをとりながら、勉強会を開催してきましたが、第14回（2016年）は「わたしたちが出会い、語り、発信するということ」で当事者が対話する企画といいます。これについて「ケアを考える会」の世話人代表の山崎英樹氏は、医療やケアの客体から本人主体へとパラダイムの転換が起きた。この転換を促したのが、39歳でアルツハイマー病と診断された丹野智文さんで、まさに当事者の世話人の参画であったと言います。[7]今日では各地域にこのような活動がみられるようになりました。

認知症の「人」を知る道具（tool）がほしい

まだ医療やケアの客体だった認知症の人のいかにも〝この人らしい〟と思えることを発見し、それに関われる喜びを共に支え合えるスケールのようなものができないか、そのように認知症の「人」を見る目になり得る尺度（のようなもの）をつくれないか、こんな思いから、「生活健康スケール」と名称することになった尺度づくりの試みは始まりました。[8]この試みは、1990年の初頭に、職業を問わずデイケア施設で活動する仲間の勉強会から始りました。[9]勉強会では、「いつも無表情のKさんが、七夕の短冊づくりで見事な筆使いで『皆さんお達者で』と書いた」とか、「介護家族のHさんが毎日のように自家栽培の野菜をもってきてくれて、一緒に食事作りをするときの利用者の語数は格段に増える」「公園に行く途中でBさんが一時行方不明になり頭が真っ白になった」などの話で賑わう。こういう活動を、そのままに現場に活かせる学習（状況的学習）方法があるなら、「認知症」と「人」を区分して行なう教育のあり方よりもずっといいはずではないか。それなら認知症の本人の内にもあって自分を貶めている聞き取りにくい声、ゆがんで見える中に認知症の人の言動や活力、これを早く見い出すことができる。学習者に役立つ見かたのできる人間らしさをみる基準があればいい。

こうして、生活健康スケールづ

表　ハジメさんの入居半月後の生活健康スケールにおける評価

3：かなりみられる　2：ややみられる
1：あまりみられない　0：まったくみられない

項目	Aさん	Bさん
❶仲間への気配りがある	3	2
❷聞こうとする態度がある	3	2
❸身だしなみに気をつかう	2	1
❹自分の居場所をみつけることがうまい	2	1
❺人にものが頼める	2	2
❻自分の意思を示せる	2	2
❼人をなごませる雰囲気がある	2	2
❽集団遊びができる	3	3
❾外出が楽しめる	3	3
❿人の使いわけがうまい	2	2
⓫思い出話がうまい	3	3
⓬人をほめるのがうまい	2	1
⓭礼節・道徳への関心がある	3	2
⓮手伝おうとする	3	3
⓯表情が豊かである	3	2
⓰生き生きとした目をしている	3	2
⓱待っていられる	3	3
⓲人をひきつける雰囲気がある	3	2
⓳好奇心がある	3	3
⓴楽しみにしていることがある	3	3

くりの試みを始めました。

スケール項目は、仲間たちの認知症の人との関わりのなかで利用者個々の〝いかにもこの人らしい〟「人となり」と思えたことを短い語句でカードに書き、さらにその語句を意味づけている言葉を取り出し、KJ法によって整理しました。分析方法は省略しますが、結果的にスケールの項目は20項目にまで絞られました（表）。それぞれの項目は「状況や人、環境を選択的に使い分けられる」「身振り表現、振る舞いなど身体技法における表現力」「置かれている場を許容し、操作的に扱える」といった3つの因子構造をもっていることもわかりました。

表を見てほしいのですが、これは2人の学習者が、ハジメさん（本書40頁）の入居半月後の彼の生活歴もまだよくわからなかった頃の「人となり」をチェックしたものです。当然ながら2人の評点は違いますが、このスケールの特徴は、私（A）とあなた（B）が、いつ何を見て、どうして違うのかを統一しようとせずに語り合い、ハジメさんならハジメさんのいまの心や身体の状況を推し量る道具になることです。

文献

（1）ケイト・スワファー著、寺田真理子訳：認知症を乗り越えて生きる、クリエイツかもがわ、２０１7.
（2）溝畑さちえ：アマルティア・センのケイパビリティ・アプローチ、民主政と福島の大惨事、http://www.japanfocus.org/data/Sachie_Japanese_Translation_2012.2_pdf（２０１7年8月29日時点）
（3）アマルティア・セン著、池本幸生、野上裕生、佐藤仁訳：不平等の再検討―潜在能力と自由、岩波書店、59-62, 1999.
（4）前掲書3）、まえがき、Ⅳ.
（5）大江健三郎：暴力に逆らって書く—大江健三郎往復書簡、264-265、朝日文庫、２００６.
（6）佐藤雅彦：認知症になった私が伝えたいこと、大月書店、2014.
（7）山崎英樹：宮城県仙台市の経験：特集 Dementia Friendly Community とはなにか、老年精神医学雑誌、28(5), 505-510, 2017.
（8）中島紀恵子、工藤禎子、尾崎新他：デイケアにおける痴呆性老人に対する生活健康スケール作成の試み．社会老年学、36, 39-49, 1992.
（9）中島紀恵子、北川公子：老年看護の縦横な語り—ライブ中島紀恵子と教え子たち、クオリティケア、2011, 112-126.
訪問看護と介護22巻10号 P790-791（2017）
訪問看護と介護23巻8号 P598-599（2018）

老人の潜在能力《ケイパビリティ》

老いゆく者の潜在能力

アマルティア・セン（1998年ノーベル経済学賞受賞）のいう capability は、ability（手腕、実力）と capacity（容積、器量）を足し合わせた言葉だといいます。この言葉をひもとくと、本来的に与えられている生活者としての習得した基本機能を、手腕としてどんな状況でも戦略的に使い、自分の生き方を選択する権利を放棄しないという価値に根ざした力ということでしょうか。

長期療養型施設や在宅ケアの場に働く多くの仲間が「ナイチンゲールの『……生命力の消耗を最小限にするように働きかける』という言葉。『看護とは患者に新鮮な空気、太陽の光、暖かさと清潔を保ち環境の静けさを保持することや適切な食事を選んで……』[1]の言葉や、ヴァージニア・ヘンダーソンの『健康の回復（あるいは平和な死）の道に役立つ……』の言葉[2]が身に沁みてわかるようになった」といいます。利用者のケイパビリティに感応する日々の中で、いますべきことやいまは待ってみることの判断や意思決定すべき事柄に対する判断をするとき、常にフローレンス・ナイチンゲールやヘンダーソンの看護に対する考え方の一つひとつが組紐を編むように「わかる」感覚なのでしょう。看護師のこの感覚と老いゆく者のもつケイパビリティ感覚の距離は極めて近いのだろうと思います。

斎藤史[3]の

死の側より照明《てら》せば　ことにかがやきて　ひたくれなゐの生ならずやも

この短歌に、私は死に向って生きる老親のケイパビリティに対する慈しみと愛しさを想います。

ケイパビリティは、これでなければならないという強固な概念ではありません。老いゆく者のケイパビリティに焦点を当てるなら、自立と依存を探索しながら自らの well-being を築く努力や行動のあり方ととらえても間違いではないでしょう。

このような考え方は、熊谷晋一郎さんの「本来、人間は何かに依存しなければ生きられないのだから、自立は錯覚です。問題は依存先の数の差です。依存先の数が限りなく増えた先に自立が実現するのです[4]」の考え方と極めて近いものがあります。

エイジズムを撥ね返す「老人力」という言葉の斬新さ

エイジズム（年齢差別）とは、年齢を理由に個人や集団を不当に扱ったり、差別することです。この言葉は、アメリカの老人に対する偏見や差別の実態を指して、１９６０年代にロバート・バトラーによってはじめて使われたということです。顧みると、働き手中心のライフスタイルのあり方が勢いをもっていた１９６０～１９８０年代は、杖をついて電車やバスに乗っている老人の姿はほとんど見かけなかった時代です。社会的諸制度も技術改革も、高齢弱者と敬老との矛盾をものともせず、数々の施策を押し進めてきた時代でした。

この時代の少し先を歩んできた住井すゑ（１９１２―１９９７）[5]は、10年生きた鮭を釣り上げられたばかりのときは、鮮魚とはいっても老魚とはいわない。「老」と「若」は一対の言葉であって、生命は常に新しい。人間は生きている限りの可能性をもっているにもかかわらず、年寄りの社会的な差別があまりに強いので、自身が差別されている存在だということを認めたがらないのだ、と語ります。

私の経験でも、研修会開催のポスターとか、小冊子の表紙になる絵図を、「普通のどこにでもいる老人に描いてください」と強くお願いしても、仕上がってくるものを見ると、髷《まげ》を結ったメガネ姿や、杖をついた腰の曲がった人の姿、または、介抱される老人の絵です。それを指摘すると、それではインパクトがない、と主張をまげません。誰もが、エイジズム（老年差別）の所在に無自覚でした。

エイジズムがもたらす理不尽を逆手にとった「老人力」の言葉は、赤瀬川原平氏の著作『老人力』に由来するものです。氏は、野外観察法に基づいた目線で、自分の老いゆく日常と其処《そこ》かしこに観察される老人たちの会話や行動にみられる発想の賢さや可笑しみなどを、何とか的確に言い表わそうと呻吟しているうちに「老人力」という言葉に行きついたのだといいます。

「老人力とは、なかなかつかみどころのないエネルギー概念で、それはこれまで発見されることなく人類に作用し続けてきたわけである。その作用は多くの場合、ボケとかヨイヨイだとか言われて、むしろ嫌われてきたのは人類史の悲哀というものだろう」(6)と彼は言います。老人と老人差別の実像が描写された新しい概念としての「老人力」という言葉が私は好きです。

これから先、高齢者と認知症者の高齢化は一層進み、衰えと病いの曖昧ゾーンの幅は一層拡がります。医療者が身につけてきた強固な疾病観に基づいた治療観やケアの在り方も、方法も変わっていかなければなりません。みんなが、ただ、統計学的数字を諳《そら》んじ、国の対応を知っているだけでは、赤瀬川氏のいう人類史の悲哀はとめどなく続くだろうと思えます。この時代だからこそ、老人自身が個々の「老《おい》」と「生《おい》」をきちんと語り伝える役割があります。エイジズムは、老人の語る言葉を封じ込めてきたのですから。

老人を統計で括られたときに覚える違和感

高齢者と老人は同義語といっていいようですが、言葉に宿っているニュアンスは少し違うように思います。「高齢者」は類型分類（人口断層、重症度など指標化しやすい）に都合がよく情報にも馴染みやすいのに対して「老人」は、個人のライフヒストリーをその死に至るまで語る世界に馴染みやすい言葉だと思えます。

２０２４年には、団塊世代のすべての人が75歳になる。この割合は、全国民の６人に１人。そのうちの３分の１は80歳以上、また、その８割近くが女性になる社会です。自分が想像できる範囲を超えるものは、解ったつもりでも認識しにくいと言いますが、目を凝らして見ると、数多くの個性をもった元気老人が、自分の街にいっぱいいるという〝普通〟社会でしょう。「高齢社会」はまあまあ元気な老人も介護する側の老人も、「要介護老人」や「認知症」も「弱者」としてではなく普通にいる社会です。どんな年齢階層の高齢者も自分にとって老いや社会は、常に未知なる出来事であることです。現役老人として自分事をもっと語る義務があるとも思うのです。

早川一光先生の『これでいいか』の問い

「認知症の人とその介護家族」と私との出会いの場をさりげなくセットしてくださり、それ以降も「これからやでエ～」と折々に背中を押してくださった早川一光先生[注]が2018年6月に亡くなられました。94歳でした。

NHKのETV特集で放映された『こんなはずじゃなかった―在宅医療　ベッドからの問いかけ』を視聴された方もいると思いますが（インターネット上でも閲覧することが可能）、先生の在宅医療に取り組んできた歴史を通してみんなに伝えたかったことは何だったのだろうとずっと考えています。

先生は、臨床的予測（主訴・症状・病歴からその手がかりを得て機能・形態学的、病理学的理論モデルに基づいてすばやく検討し推論）から治療手続きの選択をするには、人の暮らしやライフサイクル、生きざまといったことも組み込まなければならぬ、という哲学をもっておられました。それをもってしてもなお、患者は、医学的検索の「対象」や介護保険「制度」に隷属せざるを得ないという体験的現実にショックを受けます。ならばと、自分の決してルーチン化できない衰えゆく様を言語を使って物語ることにしたのだと思います。そして「熟すように老いたい」と願う日々の格闘や葛藤のありのままをみんなと関係し合って意味づけていきたいと願ったのだと思います。

先生は80歳代に入る頃から、次々に色々な病魔に苦しめられます。先生の最後の著書『早川一光の「こんなはずじゃなかった」』は90歳で〝僕から仕事を奪った〟病気に呻いて2年余りたった92歳からの京都新聞に連載されたものをまとめられたものですが、ページをめくるごとに先生の語り言葉の力に圧倒されます。

私の心をとらえたのは〝さみしい〟という先生の言葉です。「〈侘しい〉とちょっと違う、〈寂寥たる〉そんな仰々しいものとも違う」、と独白しつつ、「こういうことが老いるということか、僕にもまだまだやらなあかんことがある。次世代に伝えたいこともいっぱいある。死んでる暇はないんや」と。じわじわとくり返されるしんどさ、痛み、入浴介助など受ける身のやるせなさ…「こんな気持ちだれにもわからん」でも、「選択肢があまりなく、なるようにしかならん」と。

亡くなる直前、先生は「これでいいか」家族に尋ねられたといいます。入院と在宅医療と幾度も繰り返す在宅療養の現実に「こんなはずじゃなかった」「これではあかん」といい、老いを受容するしかない〝さみしい〜〜〟を発信し続けて最後に、「これでいいか」といったという[7]のです。

私は、先生の人間たらしめている言霊のこもる言葉の一つひとつに、H・エリクソンの押し寄せる生老病死の恣意性[8]から逃れられない、その虚しさに向かってなお発達する人間の内在的な活力の現れとしての叡智とはこういうことなんだ、と唯々感じ入りました。

注）早川一光、立岩真也、西沢いづみ：わらじ医者の来た道―民主的医療現代史．青土社、2015．

文献

（1）フローレンス・ナイチンゲール著、湯槇ます・薄井担子・小玉香津子他訳：看護覚え書―看護であることと看護でないこと、第7版、現代社、2011．
（2）ヴァージニア・ヘンダーソン著、湯槇ます・小玉香津子訳：看護の基本になるもの、日本看護協会出版会、2006．
（3）斎藤史：歌集ひたくれなゐ、短歌新聞社、1993．
（4）熊谷晋一郎：立ち止まる、考える、生きること、私達のこと、朝日新聞、オピニオン、２０１４年6月21日付
（5）住井すゑ：生命《いのち》、永遠《とわ》に新《あらた》し、増子忠道・太田貞司編：老いがよければすべてよし、大月書店、220-221, 1987．
（6）赤瀬川原平：老人力、筑摩書房、217, 1998．
（7）早川さくら：早川一光の「こんなはずじゃなかった」、ミネルヴァ書房、2019.
（8）エリク・H・エリクソン、ジョーン・M・エリクソン、ヘレン・Q・キヴニック著、朝長正徳、朝長梨枝子訳：第4章　アメリカ社会の老年期、老年期―生き生きしたかかわりあい．みすず書房、31-54, 1997.

訪問看護と介護22巻12号 P938-939（2017）

第4章　ケアの共同性と協働の戦略《ストラテジー》

若年認知症の人の主張～新しい支援観が求められる～

若年認知症の人の「行き場のない空白」

２０１４年の初夏のある日、若年認知症当事者を囲む仲間たちが集うフラットな組織の会合に初めて参加しました。この日のテーマは、「がん対策基本法と同じように認知症基本法をつくるには、どんな準備がいるか」でした。

この発想自体に私はびっくりし、若年認知症本人とこの組織のみずみずしさに刺激され、自分の老人中心の認知症観を見直さなければと思った日でした。会は元厚生省の重鎮から、基本法づくりの基本となる話題提供から始まり、その後はグループミーティングと各グループの報告と、話し合いたい優先度を提案し、それを分けて皆で話合うという流れです。報告はグループによってまちまちでしたが、私は「初期診断後のサービスの空白」について語られた、当事者２人の話を今も事あるごとに思い出します。

Ｓさんは、「病名告知が、各種サービスのミスマッチやサービスの分断を引き起こしているのではないだろうか」といわれた。Ｄさんは、「私は、『患者』と呼ばれたい。よく、一人の人間として、とか、当事者中心、とかいうけれど告知された者の衝撃を斟酌しない助言や、落ち込んで何も考えられないときに介護サービスの説明を長々と聴かされる苦痛よりは、むしろ患者扱されるほうが救われる」と話すのです。そして、診断されて落ち込んでいたどん底の日々の家族共々に暮らしていく中で、必要なこれから先の道案内をしてくれるサービスのない中での不安や孤立感を語ります。

Sさんや Dさんのいう「サービスの空白」は、「生き場に支援が届かない空白」、その空白にはサービスとしてあるはずの「専門的資源が機能していない空白」の指摘のように私は理解しました。

私の苦い思い出

この時に思い出したことがあります。１９８０年、千葉に「ぼけ老人を抱える家族の会」(２００５年、認知症の人と家族の会に呼称変更。以下、「家族の会」)例会が始まって数回目の集いに初参加された若年認知症を介護する人(夫)から、「介護の方法を聴きに来たのではない。それよりもきちんと治療してくれる専門医を紹介してほしい。介護の方法よりも、治療が先でしょう」と苛立ちを隠せない調子で言われ、ひどく狼狽した日のことをです。私は、若年認知症の知識はあっても、壮年期の真っ盛りに病名告知を受け、頭が真っ白で何をどうしてよいのやら、ともかく情報が欲しいと駆け回っている当の人が、こんなに真っ直ぐな怒りと嘆きのないまぜの言葉を初めて聴いたのです。当時はそれ程若年認知症の存在は薄かった。まだ生産年齢の真っ盛りにある当人とその家族にとって〝介護の方法〟を聴くなどは、論外だったのでしょう。

長い間、認知症ケアの中心は、老人衰退モデル中心の医療や寝たきり中心の介護の時代でした。介護保険制度以降は徐々に、若年認知症の人が仕事を続けている様子やその支援に果敢に取り組んでいるデイケアの活動等がみられるようになりましたが、それ以前は認知症の人が通所によるデイケアが可能だ、というような発想すらなく、故に、介護家族へのアンケート調査でも、デイケアのニーズは殆どない状況でした。そこにいってみたいと思う場所がなければ知り様がないのが道理です。

１９８０年末頃から２０００年代初頭における政策課題は、高齢者ケアに見合った介護施設増設とその施設の物的、人的サービス資産を在宅にも届ける方策でした。それには圧倒的質量に対処できる認知症の専門診断機関と医師など医療従事者と福祉職の教育が最優先の課題でした。ただ、不満足だった一つが、若年認知症の施策対応で、辛くも特例措置として高齢者ケアサービスに含まれたという程度のことでした。

とはいうものの、当時の政策と施策のスピードに介護現場はなかなか追いつかないといった現状だったと思います。当時の施設は、入居者の年齢が上がると共に寝たきり者や認知症者が増え、ほぼ3割の人が失禁、徘徊、暴力、無為などの症状といわれるものへの画一的な対処で明け暮れるしかない状況でしたし、受診をしたとしても〝たぶん痴呆症〟であろうといわれる人たちでした。しかし、この当時でも、おむつ外しや拘束ゼロの取り組み、利用者のＡＤＬやＱＯＬの質の向上に取り組んできた幾つもの施設がみられましたし、この成果は予想を超える早いスピードで各施設に拡散されていきました。私も、〝おむつは他人に当ててもらう用品ではなく、おむつは下着〟という自立支援へのメッセージを込めた施設職員教育や、市民に向けて「おむつのファッションショー」を訪問看護師や学生、企業の協力を得て幾度か開催したものです。

いつの時代も、現場のどこかで様々な試行錯誤が新しいアイデアを生み出し、それが施設環境整備や福祉用具等の改善を促すものです。こうした時代を経て、おむつ使用率が徐々に減少しそれに平行して寝たきり者も減少し始めました。

初めて認知症当事者が自らを語った日～鳴り止まなかった拍手の意味

２０００年代に入る頃には、家族及び看護師、ソーシャルワーカー、臨床心理士、医師などの支援のもとで、認知症当事者が自らを語るという企画が各地にみられるようになりました。日本の認知症当事者が初めて国際アルツハイマー病協会（Alzheimer, s Disease International. 以下、ＡＤＩ）会議総会という大舞台で自らを語ったのは２００４年のことです。[注1] 私もプログラム委員のひとりでしたが、ＡＤＩ本部（英国）の要望は、必ず当事者の講演と当事者中心の集会やワークショップのプログラムを入れることでした。この時代、わが国に世界に向けて話せる当事者を探すことなどできるだろうかと心配しつつも我が国唯一の自助組織が国の補助なく自主的に開催するという自負と、これから認知症時代がやってくるアジアをはじめとする国々に小さな自助組織の活動が国の施策を動かす力を持っていることを知って欲しい期待もあり、ＡＤＩ本部の要望に組織をあげて取り組みました。総会当日は海外の参加者を含めて66か国から約４０００人（当事者は67人）が参加しました。最終日が認知症当事者によるフォーラムです。座長は、クリスティーン・ボーデン（１９９８年以降はクリスティーン・ブライデンとなる）さんが務められた。[注2] 次いで、当事者である越智俊二さんの講演です。彼は発病からいまも時として起きる絶望と何かができて何かを失敗するその日々の小さな絶望希望をそっと支えてくれる妻への労わり、そして介護家族施策に求めたいことなどを静かに話された。終了時には満場総立ちで拍手が鳴り止みません。

この拍手には、私を含めて認知症当事者に対する意識・無意識のレッテル張りやスティグマの根の深さに心底気づいた者の〝恥と詫び〟、また、認知症に打ちのめされてばかりいるのではない人間の潜在能力の底力の凄さを知った感動、このすべてが込められた拍手だと思います。

データは、かく語る～疾病観と支援観を新たにする

２００５年12月、「痴呆」は「認知症」に呼称変更されました。これ以降、数々のユニークな実践活動が各地からより多く発信されるようになりました。報道の後押しもありますが、工学系や情報系の実践研究者との協働が現場の力になったようです。しかし、有病者や病院死は増大するばかりです。２０１３年６月、全国９地区の高齢者を抽出して行われた調査研究データ(1)を基に、認知症有病率が15％とすると、２０２５年には、65歳以上認知症者推計数は４６２万人、軽度認知障害（ＭＣＩ）４００万人、高齢者の４人に１人が認知症に、85歳以上

では、2人に1人になる。しかし、もし有病率20%ならば、700万人になるという記事が多くの新聞紙面を飾りました。

日本老年看護学会が老人看護専門看護師と認知症看護認定看護師を回答者とした前向き調査（2014年）によると、1病棟（平均57床）入院患者の29・8%（平均17人）に認知症あるいは認知機能低下のある人だということが解りました。その内の63・5%（10・8人）に行動・心理症状（BPSD）が認められると云いますから、看護師にとってもかなりの負担感を覚える数字です。

直近の東京都福祉保健局高齢社会対策本部の「東京の高齢者と介護保険データ集（2019）」によると、認知症高齢者の推計は、約56万人、うち見守りや支援の必要な人は42万人で、2016年の同様の調査と比べ、この3年間にそれぞれが約1・5倍の増加といいます。この調査の中には、軽度認知障害（MCI）の人も入っていると思われますが、この高齢者の人達がどの程度認知症に移行するものか、この検証はまだありません。ならば危うい生活状況を抱えながらも、地域での何らかの見守りや支援があれば、自分の居場所に止まることができていると考える方が現実的な対応を促すデータとして役立つでしょう。

私には、認知症なのか、そうはいえないかもしれない曖昧な境界にいる人の全部を含めて、認知症者の増大をいうのは少し乱暴ではないか、と思えてなりません。認知症という複雑な状態や行動を病態としてとらえ、診断し、それに基づいた治療によって病んだ状態を正常な状態に戻すというような疾病観（医学モデル）で、認知症を一括して括る認知症支援のあり方ではなく、社会の中で認知症の人が抱える生活の障害を取り除き、その人に見合った環境にすることを第一義とする支援観をケアの戦略にする発想に転換させるアプローチの方が、よほど科学的だと思います。この考えは、２０１５年の「認知症施策推進総合戦略」（新オレンジプラン）の基本的な考え方[注3）]と矛盾するものではないと思います。

注1）4年ごとに開催されるＡＤＩ総会（２００４（平成16）年10月、京都）は「家族の会」が主催したものです。

注2）「私はアルツハイマー病協会でさえ、その注意をほとんど介護者の方だけに向ける傾向があることに気づいた。患者の方は無視されているように見える」（１９９８年、イギリス、クリスティーン・ボーデン著、桧垣陽子訳：私は誰になっていくの？——アルツハイマー病者からみた世界、クリエイツかもがわ、71、２００３）。当事者のこの言及が各国各人に与えた影響は少なくない。

注3）認知症施策推進総合戦略（新オレンジプラン）—認知症高齢者等にやさしい地域づくりに向けて・基本的な考え方　認知症の人の意思が尊重され、できる限り住み慣れた地域のよい環境で自分らしく暮らし続けることができる社会の実現を目指す。

文献

（1）朝田隆：厚生労働科学研究費補助金　認知症有病率と認知症の生活機能障害への対応　都市部における認知症有病率　H23年-24年度総合研究報告書。H25（２００３）年3月

訪問看護と介護22巻5号 P406-407（2017）

「患者」というときの居心地の悪さはどこから

「患者」という言葉の古層にあるもの

〈認知症〉と〈非認知症〉を区別する疾病観の疑義については先にも述べましたが、それは、人口学的見地にもとづく将来的課題や医学診断上の問題というよりも、何かしらの出来事によって理不尽な難題に遭遇している認知症の人々を前にして、私または私たち医療者（でなくともプロを自認する者）が「患者」とよぶときの居心地の悪さの感じによるものです。

「患者」という言葉には、人間性を支える徳性や平等性といったものが切り取られ、かつスティグマを纏っているような微妙なニュアンスを感ずるので、私自身はほとんどこの言葉を使いません。でも、このような感覚がどこからくるのかということを書かれている論文はなかなかみつかりませんでした。ところが、最近出版された木之下徹氏の著書に[1]、２００８年発行のランセット誌（有名な医学雑誌）に「患者は人間性のどこかを欠いた状態という汚名を着せられたスティグマティックな名称だ」と指摘した論文を読んだことが書かれており、氏も「患者」という言葉を使わなくなったということです。

トム・キットウッドが「新しい文化」に込めた認知症医学医療の発想転換

心理学者トム・キットウッドは、医科学者たちとの共同研究や臨床活動をともにするなかで、認知症を変化した脳としかみない「問題」が、医学、医療に止まらず社会、文化の古層に深く根付いている「実相」を指して「古い文化」と言います。氏の文章には、根の深いこの文化を変えるためには、単に欠けている項目を付け加えるようなやり方で済むような問題ではなく、新しいパラダイムによる新しいフレームワークのもとでこの古い文化を壊しながら始める意図が滲み出ています。それは「この人々を恐ろしい病気をもった病人の扱いをしない」「知的能力低下の段階論のような出来合いの、構造化されたスキームによる単純なカテゴリーに還元しない」こと。「認知症の人個々人が達成することを尊重し、彼らが耐えてきたことに思いを馳せ」「人間の存在が本質的に社会的であること」を重視する新しい疾病観に基づいたフレームワークのもとで新しい文化を築くことです[2]。

「新しい文化」の根底には、認知症者一人ひとりのその人らしさ（personhood）に向き合い、かつ、そのようなケアを維持する制度システムを築くということがあります。トム・キットウッドのこの考えが、英国や日本など多くの国々の認知症ケア国家戦略に組み込まれ、施策、実践、教育、研究などさまざまな場に影響を与えることになります。

誰もが認知症の「潜在的難民」になる

一般に〈当事者〉とは、ある出来事に直面し、何がしかの理不尽な難題を抱えている本人をいいます。ならば、当事者以外は〈非当事者〉という区分もできます。非当事者の代表格には、認知症ケア・サービスを職業としている専門職があげられるでしょう。専門職の疾病観に基づいた解釈と編集による知識、技術の行使と当事者の抱えもっている苦悩との非対称性が、専門家支配を容易にする問題の言及の多くが医療職に向けられてきました。しかし、この20年来医療職は、いくつもの災害に直接的、間接的に触れたり関わる機会が増えています。このなかで、「支援する/される」や「関わりがある/ない」の2分法が、もはや意味をもたないことに大勢が気づき始めました。さらに、新しく関わり始めた認知症ケアの旗手たちの多くが、たとえば、支援する人される人を区分することを拒み、「メンバー」とか「パートナー」と呼ぶ、ごく自然のパートナーシップにもとづく活動も見られるようになりました。

宗田勝也さんは、福島とつながる京都コミュニティラジオのなかで、被災者ではない自分たちに向けられたこの「する/される」問題を炙り出すキーワードは「潜在的難民」という言葉に表徴される想像力であろうといい、自分たちの日常が「遠く」の問題と地続きであることを意識して、日常生活で小さな利他に関わるような試みをくり返しているかどうか、自分らしい言葉で身近な人々に語りかけているかどうか、その声に耳を傾けているかどうか、すべてはそこから始まり、そのとき私たちは「潜在的難民」に「なる」[3]と語ります。

「認知症の人と家族の会」と「認知症当事者ワーキンググループ」の集合的記憶の分有

「体験した者でなければわからない」とその当事者からいわれてぐーの音も出ない、〝だけど、そこまで言う〟といったやるせない経験を、少なからずの支援者がもっているのではないでしょうか。

写真家の新井卓さんは、〈非当事者〉である私たちは、いかにして体験を伴わない出来事について語り、他者の記憶と分有できるか、この難しい問いの答えとして、スーザン・ソンタグ[4]の「あらゆる記憶は個人と共に死ぬ。集団的記憶とよばれるものは、記憶することでなく規定することである。これが大事なのだ。それはこういう風に起こったのだというふうに」という言葉を教えられた[5]といいます。このように「事」は起こったのだ、というその事実を定めるのだ、という、この言葉に教えられました。〝集団的記憶〟は永遠に未完成形です。例えば、認知症の本人やその家族の体験の集団的記憶は、日本認知症ワーキンググループに分有される形をもって誕生した。そして、この体験をもたない者もその記憶を分有されていく。そこに意味があるのです。

いま、アルツハイマーをはじめとする認知症と診断された本人の活動は、各国の認知症の本人記憶と結びつき組織化され始めました。最初に取り組む課題が、「認知症患者」という言葉を変えることだといいます。すでに、ヨーロッパアルツハイマー協会やイングランド・スコットランド政府は「患者」という言葉を使っていないそうです。

２０１４年10月に、日本に認知症本人による当事者団体「日本認知症当事者ワーキンググループ」（ＪＤＷＧ：Japan Dementia Working Group）が誕生しましたが（２０１７年より一般社団法人日本認知症本人ワーキンググループに呼称変更）、このグループの「意見を言う」「提案する」「市民として参画していく」、そして「認知症の人たちの相談者としてプロになる」、また、「パートナーとなる支援者と協働する」などの行動指針は、スコットランドの当事者組織との交流の中で作られたといいます。(6)

ふり返って、１９８０年2月の「ぼけ老人を抱える家族の会」（２００５年公益社団法人「認知症の人と家族の会」の名称変更）発足当時はまさに抱えるという実態がありました。そこでの活動指針は仲間たちとの語り合いに耳を傾け、また、今の苦境を他者に発信することです。これからも続く、会員と組織の築いてきた集団的記憶が、大勢の認知症当事者組織や「認知症潜在的難民」に分有されていくでしょう。

小規模多機能型居宅介護やデイサービスを運営する「あおいけあ」の加藤忠相さんは、「俺たち介護屋」といって介護事業所（者）の活動のあり方を規定しています。(7) このところよくいわれる「自立支援」という活動が、ここで述べてきたような文脈のなかで介護屋の精神が後に続く者たちにしっかりと分有されていってほしいと思います。

文献

（1）木之下徹：認知症の人が「さっきも言ったでしょ」といわれて怒る理由、講談社新書、110-111, 2019.

（2）トム・キットウッド著、高橋誠一訳：認知症のパーソンセンタードケア―新しいケアの文化へ、筒井書房、235-238, 2005.

（3）宗田勝也：誰もが難民になりうる時代に―福島とつながる京都発コミュニティラジオの問いかけ、現代企画室、180-183, 2013.

（4）スーザン・ソンタグ著、北条文緒訳：他者の苦痛へのまなざし、みすず書房、2003.

（5）新井卓：新しいモニュメントの到来のために（中）―わたしたち〈非当事者〉たちのための物語、図書、816, 29-33, 2017.

（6）生井久美子：ルポ　希望の人びと―ここまできた認知症の当事者発信、朝日新聞出版、2017.

（7）加藤忠相、中島紀恵子：対談「自立支援」の先にあるもの：特集「自立支援介護」に思う、訪問看護と介護、22(2), 100-106, 2017

訪問看護と介護22巻7号 P566-567（2017）

認知症の人の個々の声をきくということ

私の声が見えますか？

声は、からだの動きであり、ことばは、からだの表現の一部です。

30年以上も前、私は、認知症の人のからだを覆っている苦しみの様態を知る方法を知りたいとの思いで時々、特別養護老人ホーム（以下、特養）へ出向いては、職員と一緒におむつ交換をしたりしていました。その度に人のからだに了解なしに触っているという困惑がつきまとうのです。

当時の特養は、入居者の約3割が寝たきり状態です。歩ける人の多くは認知症と思われ（診断されていない人も少なくない）、その大部分の人が、誰とも目を合わすこともなく無表情にさまよい歩いていた頃のことです。介護職員たちは配膳・食事介助、排泄、おむつ交換、着替え、入浴などのたびごとに何かしらの用事や不足の物品を取りに詰所にもどる、その間に当の本人はいなくなる、それを追って介助が始まるというふうに常に走り回っている状況にありました。そんななかでも、この現状を変えたいと介護職の希望で〝声かけ〟運動が始まりました。

声をかけるということは、伝えたいことばや聞きたいことばを声に移すことです。たいていの場合は自分の行為の意図を伝えるには目を合わせ、膝を合わせるような体勢でなければできません。そうでないと〝声のつぶてを投げつけるようなものだよ〟とリーダーの声が聞こえます。きちんと声をかける、それだけの行為なのに互いのからだが共振し、相手の言いたいことがわかるような気がする、といった体験をした者がいえる言葉でしょう。

竹内敏晴氏は「自分の〈からだ〉の中で、その人に対して何か働きかけようという『気』が起こったときに、すっと手が動く。声が出てゆき相手にふれる。そのとき相手のからだの内にこちらの動きに対応してある動き（自己―触発）が芽生えている」[1]。また、そのときの生きて弾むような経験は「相手と自分は向き合っているのだけれど、別のものじゃなく、別のものじゃないんだけど向き合っている。そういう意味でいえば、『ひとつの場』である。あるいは『ひとつの場』を作り出している2つのものなんですね。それを私は『共生態』と呼びます」[2]と語ります。自分と他者の〝からだ〟をつなぐ2つの場を一つにする声と声。認知症の人とのかかわりでいうなら認知症当人が他者に「私の声がきこえますか」ではなく、「私の声が見えますか」に変換できないと声かけは一方通行になるかもしれません。しかし、2つの場が生まれれば認知症の人は、その人なりのやり方でそれに答えるはずです。

特養に、共生態のような世界を築く重要性がまだいわれていなかった頃に起こった〝声かけ〟の取り組み（この言葉使いには少しばかりの違和感があるにせよ）の、近くにいた私にとっては、声はからだにふれて意味をもつことを身に沁みて理解する機会になりました。介護職員も、相手のからだに触れるときに、息が合い、互いのからだが共振して、声が出る、ことばがでる、その心地よさを知ったようです。

ところが、今の介護施設や病院の現場では、「あの人認知だから」と実に明解なレッテル張りをし、自分たちの困りごとを伝達し合う状況もあるやに聞きます。ケアに伴う言語、特に身体性にまつわる状況を言葉におとして伝え合うのは、実に面倒な作業です。しかしそれへの省略は、自省することを省略するに等しいことです。

認知症の私が見えますか？

認知症の人の放つひと言で物の見方が大きく変わったという支援者たち一人ひとりが、その「ひと言」について書いた本『認知症の人たちの小さくて大きなひと言』の副題は、「私の声が見えますか？」です。監修者の永田久美子氏は、そのあとがきに「いずれも小さな『ひと言』ですが、胸の奥深くに真っ直ぐに飛び込んできました。まさにキラーパス（絶妙に相手に届く鮮烈なパス）です。……『認知症の人にはコミュニケーション障害がある』と見なしてしまうのは『大きな偏見』ではなかったのかと、はっとさせられます」と述べている(3)。

２０１５年頃から今年にかけて、認知症と診断された本人の物語りが20冊以上も出版されています。今年はいくつかの書店がブックフェアや執筆者との交流会が開かれ、都市のみならず地方でも、認知症の本人が生きる道を切断されたかのような苦しみから自分を取り戻していく体験を語り始めました。語ることが自己復権になっているようです。それは、自分で語ってみた経験から、自分と同じように打ちのめされている仲間に自分の経験を伝えたいという思いをいっそう強くしたといいます。一方、記憶障害から起こる「困った問題」と「支援の必要」を知りたがる支援者の関心の強さに戸惑うこともあるといいます。

語り部たちが聴き手のみんなと分かち合いたいことは、自分の生《ライフ》において根源的欲求である自立が啄《つ》いばまれる問題、たとえば、自分が認知症を病んで生きる長い期間の時々に、いつ、どのような助けがどれだけ必要になるか、それは、自分にも、あなたにも誰にもわからないはずなのに、それが先取りされるときに起きる問題と課題を共有することです。

……私にはすでに分かっていた。人生の中には、私たちの身体こそが私たちの自己のすべてであり、私たちの運命であるような状況が存在することを。私は私の身体のうちにあり、それ以外の何ものでもなかった。私の身体は……私の惨禍であった。私の身体は……私の肉体かつ精神的な尊厳であった。アーサー・W・フランク著『傷ついた物語の語り手』を開くと[4]、すぐジャン・アメリーの一節が目に飛び込んできます。氏は、病いの脱近代化によって、病いの語り手が誕生した理由について、近代社会の過度な個人化や、画一的な合理化による独特の隠喩や偏見に貶められてきた者たちの、自己の取り戻しを請求する「分水嶺を越えていく旅」の行程で、病に生きるものとしての新しいアイデンティティをもった語り手が生まれるのだといいます。

精神障害者たちの活動拠点「浦河べてるの家」を築き、当事者研究の道を拓いてきた向谷地生良氏は、病の語り手を生み出す専門家のあり様に視線を向けて「私たち支援者や治療者はどうしても保護して、調べて、整理してあげて、その結果としてその人の可能性が拓かれるような頭がどうしても拭えないところがある」、その意味で、支援者の生きる態度によって、同じ現実が悲劇にもなるということを学んできた[5]―と語ります。

文献

（1）竹内敏晴：ことばが劈かれるとき．思想の科学社、241, 1980.
（2）稲垣正浩、三井悦子編、竹内敏晴ほか著：からだが生きる瞬間―竹内敏晴と語りあった四日間．藤原書店、116, 2018.
（3）永田久美子（監修）：認知症の人たちの小さくて大きなひと言―私の声が見えますか？．harunosora, 148-149, 2015.
（4）アーサー・W・フランク著、鈴木智之訳：傷ついた物語の語り手―身体・病い・倫理．ゆみる出版、2, 2002.
（5）向谷地生良：生きる苦労を取り戻す―べてるの家の30年の歩みから（社大福祉フォーラム２０１４報告、記念講演）．社会事業研究、54, 19-20, 2015.

訪問看護と介護23巻10号 P754-755（2018）

「認知症の人と家族の会」の分水嶺を越える旅

病棟師長との対話から

意識が清明でなくとも、自分の身体を操作できない人とも何らかのコンタクトの回路はある。この考えはすでにさまざまな分野で論じられています。特に看護分野には、言語によらずとも、その人の意思を紡ぎながら、コンタクトする可能性を懸命に開いてきた多くのレポートがあります。しかし、こと認知症に関しては、ときめきのような喜びを感じさせてくれるケアする者のレポートになかなか出会えないのが残念です。

ある看護師長から、コミュニケーションを取ろうにも、関係のリズムが崩れ始めると、修正がどんどん難しくなり、収拾がつかなくなるので、「実のところ、認知症の人とのコミュニケーションは面倒です」と聞かされたことがあります。

確かに、記憶障害が重ければ重いほど、互いの身体の共振性はもとより、言語的コンテクスト（直訳すれば文脈、その動作や単語が使われる流れの文脈）を読み取ることは難しい。ちょっとした折に波調が合うこともありますが、多くの場合は関係のリズムがぎくしゃくし、二者の関係が組織全体に広がり収拾がつかない状況が起きやすい。身体拘束する理由の大部分もそこにあります。このような道理は師長も承知しているようです。しかし、スタッフの苦労や勤務状況を思うと、スタッフに注意する的確な言葉がみつからない。「こんな自分が嫌なのです」と彼女はいいます。

拘束は、ケアする者のコミュニケーションを停止させ、対話を拘束し話し合いを堰き止めてしまいます。ですから、何としても拘束はくい止めなければなりません。この師長は、認知症のコミュニケーションは面倒だという真直に表明することで、自身の分水嶺の道の一歩を歩み始めようとしたのではないでしょうか。

排泄のケアをめぐる母と娘の対話から

随分前になりますが、ある介護家族から聴かされた話がいまも鮮やかに思い出されます。「ウチのお母（実母）さん、ベッドの暮らしになってもう2年になります。言葉もほとんど出なくなりましたが、ときどき私の顔をジッと見て、何かを言ってくれるのが救いです。便秘で、4～5日も出ないときには坐薬を使い、それでもダメなら、訪問看護師さんに教わった摘便をしています。今日あたり坐薬を入れないといけないかなと思い、用意をしてそばに行くと、赤い顔で口を尖らし、ペッペッと唾を吐き出しているんですよ。『汚いじゃない、やめてちょうだい』と言っても止まらない。腹を立てながら坐薬を入れようとしたとき、『いま出しています』と言ったんですよ。全く訳がわからないんです」といいます。

私が「お母さんは便を出していたのかもしれないね」と話すと、「エッ、どういうことですか」と問い返してきました。「お母さんのなかでは、必死に便を出そうとする行為と、唾を吐き出す行為との同調が起きていたんじゃないのかな」と言う言葉に、彼女は合点がいったかのように何度も頷いていました。この私の推測は、妄想に近い想像ですが空想の産物ではありません。認知症重症期には身体のコンテクストが乱調しやすく、そのために、こちら側の意図するコミュニケーションの手段は、タイミングを外され、コミュニケーションのリズムも乱調しやすいはずなのです。原因は一つではなく、幾つかの予測はできるものの本当のところはよく分からないままのことが多い。でも認知症の重症期にある人も、習慣化されている身体の記憶をコンテクストにして何かの意思を伝えようとしているはずなのです。

私は、彼女に、「お母さんの〈いま出しています〉は、あなたが〈どういうことなの？〉と知りたがり、〈訳がわからない〉と、『これではないか』とか『これだったのだ』とあれこれ思い悩んだでしょう。正直にいうと、これが正解なのかどうかは解りません。しかし、〈あれは何だったのだろう〉と気になっていた謎が解けて〈お母さんはえらい〉なんて気分になれたなら、あなたの介護の分水嶺の尾根を一つ越えたのかも知れないね」というような話をしたことを覚えています。

「認知症の人と家族の会」の分水嶺を越える40年の歳月

認知症を自宅で介護する者の孤独感は、蓄るうっぷんを誰にもいえない、伝えられないそのさびしさ、悲しさ、これらの閉塞感かと思います。自分と同じような仲間と話し合えるならどんなに心強いだろう。気楽に話し合いたい、どこにいけばそんな出合いができるのだろう、そんなある日、偶発的に望んでいた組織ができたのです。1980年1月、「公益社団法人 認知症の人と家族の会」（2005年に「呆け老人をかかえる家族の会」を改名以下「家族の会」）です。どんな組織にも前史があります。「家族の会」は、京都新聞主催による「高齢者何でも相談」に端を発しています。京都のデパートの一角で定期的に開催されていたこの相談会のひとつが早川一光先生と三宅貴夫先生の2人の医師（京都堀川病院所属）の「呆け相談」。高見国生さんの義母の往診医は三宅医師でした。この3人をとりまく幾人かで京都に家族会を作る準備を始め、その開催の知らせが新聞に小さく掲載されたのです。そこに全国の待ち望んでいた人が集まってきたのでした。その場で都道府県に一支部を作ることを決め、高見さんと三宅さんが代表と副代表（数年後に事務局長）に選任されました。当時、まだ30歳代の何の権威も持たない公務員と医師が、30数年にわたってこの組織のマインドと実務をを支え、現在に繋がっているのです。

結成の翌月に発行された会報の創刊号の表紙は、「励ましあい、助けあおう」「いま、私たちは家族だけの負担と犠牲で介護していますが、本来もっと社会の手が差しのべられるべきです。もっと政治の光があてられるべきです」の文字が躍ります。「家族の会」の大きな目標は47の都道府県に支部を作ること、そして例会を開き、互いに相談し合い、会報を発行することです。京都におかれた本部の大きな役割は、認知症の介護家族の実態を発信していくことです。そのための諸調査、それに基づく政府への要望、認知症に関係する政府の各種委員会に会員メンバーを参加させること、これら情報を支部会員に丁寧に伝えていく作業の数々です。

１９８４年に誕生したＡＤＩ（Alzheimer's Disease International：国際アルツハイマー病協会：本部は英国）総会にも参加し、加盟するための長い討議を重ねて１９９２年に日本唯一の認知症当事者組織として加盟しました。ＡＤＩの規約は1国1加盟が原則なのです。「家族の会」発足20年間は、広く社会に向かって主張し、理解者を求め、集い、学び会い、全国のどこかにいる同じ仲間を会員に誘い、そして組織を固める時代でした。この歳月は、介護家族をして、認知症という病が「心がなくなっていくこと」でも「その人がその人でなくなること」でもないというメッセージを確信をもって発信する当事者になったように思います。

１９９４年のＡＤＩ（国際アルツハイマー病協会）とＷＨＯが共同で9月21日を世界アルツハイマーデーと定めたことも後押しする力になりました。この20年は社会の支援を得るために懸命に自助する「家族の会」を共助する組織となる最初の分水嶺の尾根を越える歳月だったと思えます。

２００４年12月に、「痴呆」から「認知症」への呼称変更が通知され、それに合わせて「認知症の人と家族の会」に名称が変更されました。続いて、認知症サポーター１００万人キャラバン、そして、認知症になっても大丈夫キャンペーン10年と続く、認知症増大社会におけるこれからの地域づくりの方向を示す政府の戦略が次々と打ち出されました。しかし、「家族の会」のハイライトは、何といっても第20回アルツハイマー病国際会議（ＡＤＩ）を成功させたことです。この準備ために、資金を集め、会場を決定し、プログラムを練り、運営に必要なさまざまな熱量の高い対話を重ね、ようやく開催されたその日、66か国４０９６名の参加者をみたときの感動を忘れられません。２０００年から２００５年の5年間は、日本と世界が足並みをそろえて認知症の人本人とともに2番目の分水嶺に向かう道をつける旅であったように思えるのです。

２００5年から会報「ぽ〜れ、ぽ〜れ」はその1ページを認知症本人からのメッセージに当てるようになりました。２００６年には若年認知症サミットを広島で開催しています。２０１2年には若年認知症とその仲間たちの勉強会がつくられます。２０１４年は認知症当事者ワーキンググループが誕生し、２０１５年には認知症国家戦略（新オレンジプラン）と、矢継ぎ早に施策が発表されます。各自治体施策も独自のプランを持つ活動を始めるようになりました。「家族の会」支部もその一翼を担いそれらの活動を支援するまでに成長し、第３の分水嶺に向かう道に向かい始めました。

２０１７年の第32回アルツハイマー国際会議（ＡＤＩ）開催国を再び「家族の会」が主宰することになります。テーマは「ともに、新しい時代へ」。前夜祭には、日本の認知症当事者組織5団体が結集しフォーラムを開いております。そして、開催当日には、70か国の代表がそれぞれの国家戦略を語り、研究者達の治療、ケア、技術を展望するセッションが数多くもたれ、最終日には当事者5団体主催のフォーラムが開かれ、立見席ができるほどに盛り上がりました。私は、オーストラリアのケイト・スワッファーさんの「認知症の人権問題」を話す堂々とした論旨に感動しました。丹野智文さんのコーディネーターの手腕にも日本人として誇らしく思ったものでした。

１９９4年ＡＤＩとＷＨＯが共同して定めた国際アルツハイマーデー（9月21日）は、毎年各支部の大勢の仲間が作った、幾つものメッセージが全国各地にライトアップされています。

「認知症の人と家族の会」の約40年の旅は、家族の中でひとり介護する者たちの自律と自由を求める者たちと「無償」の家族内ケアを是とする家族たち、早々と家庭内ケア労働から解放される機会をもった人たちの正解を求める人たち、もし自分ならどうする、どうしたい、などを問う機会を共にしたい人、様々な介護家族を現場でみてきた専門職業人の様々な疑問を解きたいがための人、この多様な人々の一者択一ではない者たちが、私たちの生きている社会や政治を注視し応答を求め続けた旅といえるでしょう。この旅はこれからも続きます。

参考

公益社団法人認知症の人と家族の会：ぼけても安心して暮らせる社会を－認知症の人と家族の会20年誌－（１９８０～１９９９年の活動記録）、２０００．

公益社団法人認知症の人と家族の会：ぼけても安心して暮らせる社会をⅡ－認知症の人と家族の会25年誌－（２０００～２００４年の活動記録）、２００５．

公益社団法人認知症の人と家族の会：ぼけても安心して暮らせる社会をⅢ－認知症の人と家族の会30年誌－（２００５～２００９年の活動記録）、２０１０．

公益社団法人認知症の人と家族の会：ぼけても安心して暮らせる社会をⅣ－認知症の人と家族の会35年誌－（２０１０～２０１４年の活動記録）、２０１５．

公益社団法人認知症の人と家族の会：ぼけても安心して暮らせる社会をⅤ－認知症の人と家族の会40年誌－（２０１５～２０１９年の活動記録）、２０２０．

訪問看護と介護23巻12号 P918-919（2018）

認知症ケアのイノベーション

「認知症の人に優しい社会」というイノベーション

２０１７年、「認知症の人と家族の会」主催による第32回国際アルツハイマー病協会国際会議（以下ＡＤＩ国際会議）が17年ぶりに再び京都に於いて開催された。そこで各国のプレゼンターが述べていたことの中に必ずといっていいほど含まれていた2つのキーワードがありました。ひとつは高齢人口の増加、もうひとつは膨らみ続ける認知症ケアの国家予算に関して〝何もしない〟ことのリスクの問題です。特に、黒川清氏（内閣特別顧問、元日本学術会議会長）のＡＩロボットPepper君を連れての話は印象深いものでした。「認知症ケアの費用は、ＧＤＰの数％を占めるようになった。しかし、これに含まれない費用の40～50％は主に家族や働く女性により無償で提供されるものであり、とくに中低所得国では全体の80％に達する。これを何とかしなければならない。加えて、地域ベースの社会的結合という難問がある。これに立ち向かうには、生命科学、情報科学、工学とともにＩＴやＡＩの技術推進が重要であり、この人材の活用と社会資源としての人の知恵の活用が、認知症の本人とその家族にとっていっそう重要になる」という世界視野に立ったシンプルなメッセージです。

イノベーションとは、ただ技術革新をいうのではなく、大きく急速に変化する多くの課題に対する新しい社会的価値を生み出す戦略のことです。今回のＡＤＩ国際会議では、認知症ケアにおける新しい社会的価値を日本から世界に発信する講演が目立ちました。この「認知症と介護」の著しい増加が世界の社会文化的経済的リスクになるという実情をいかに変えるか、この大きな課題が２０１７年ＡＤＩ国際会議の大きなテーマです。私は、その戦略が「認知症の人に優しい社会：Dementia Friendly Communities（以下ＤＦＣ）」であるということにようやく気づいたのでした。

これまでもよく耳にしていた〝フレンドリー〟とか〝優しい〟とかいう言葉の何かしら仰向的な嗅いに後向きな自分を返りみて自分なりの言葉で「認知症と介護」に寄せる、フレンドリーな社会を作る、そのあり方を考え伝える人になりたいと思いました。

認知症の「本人」の尊厳に満ちた主張

２０１７年ＡＤＩ国際会議の特色は多くのセッションに認知症の本人が登壇し、どのセッションも参加者で席が埋まったという光景です。認知症の本人の語りや主張の確かさに圧倒されている聴衆の様子にも、新しい認知症時代の息吹を感じました。

「私たち抜きに私たちのことを決めないで」「誰の暮らしにもそれなりのリスクがあり、それを背負ってそれなりに生きている。でも、われわれは診断されると途端にリスクを負って、自立して生きるという選択の道を奪われてしまう」「リスクを取ることで得られる恩恵もある」「われわれには……治療や回復など、すべてに倫理的なケアを求める権利がある」などなど。認知症の本人の訴えには、彼らが日々の暮らしや支援を受ける時々に被る数々の不公正なアクセスや不条理な干渉に対する怒り、落胆し、悲嘆し、閉じこもり、そうした問題にあらん限りの勇気を出して挑んできた〝本当〟の体験や経験が醸し出す力があります。これにわが身を重ね、感受する聴衆の感動。それに感受して起こる認知症本人たちの安堵、希望、ユーモア、こうした渦のなかで人は、力みなく自己を省みられるのでしょう。

今、私たちは、認知症本人の発信に学ぶことを求められています。改めて認知症は専門家の客体ではないことや危うい専門性を地域にもち込まないという意味を考えさせられました。

ＤＦＣが向かうべき方向になってほしい回復の概念

ＤＦＣに求められているイノベーションの方向性が、認知症の人の求める「回復」のあり方に向けられてほしいと思いました。それは、加齢によるフレイル（frailty：虚弱）や併存疾患といった線上におかれる認知症予防のアプローチでありません。そうではなく、例えば、〝私たちがみていてもギリギリまでちゃんと座ったりすることができて、それでもやっぱり「命の終わりがあるんだな」ということを、みんなが納得したうえで見送れます〟[1]という回復の捉え方です。いのちの炎の尽きるまで人は己の回復過程を生きるということでしょうか。中井氏は、回復とは単に疾患の回復ではなく、「特異症状（たとえば、心理・行動症状：ＢＰＳＤ）が非特異症状（たとえば、血圧や睡眠）に座を譲る状態、つまり、平凡な非特異症状―生活周期―を追跡することは、その患者さんの回復過程を追うことにつながります」[2]（括弧内は筆者）といいます。この2つの回復への志向性が、認知症の人の回復を支える基本的な考えになってほしいと思います。

今回、H・プロダティ氏（精神老年医、ADI議長）の「ケア科学はどこまできたか？」と題する講演を聴きましたが、回復について氏は、もっと裏づけが必要だが、診断後のケアによって認知症の状態は大幅な改善が可能である。ケアに依拠するアセスメントのあり方は、reablement（一度失った能力、自信、自立性の回復）の考え方がよいのではないか、と言っていました。

イギリスでは、従来のrecovery（回復）イコール認知機能の回復という考え方から、今では尊厳、自信、自立性などの失ったものを取り戻す意味を込めた用語としてrecoveringという言葉を使うことが多くなっているといいます。スコットランドの認知症本人が組織する「認知症ワーキンググループ」とその協力者たちは、enablement（イネーブルメント：自分でできるようになる）を指針に活動しています。

文献

（1）秋山正子：つながる・ささえる・つくりだす在宅現場の地域包括ケア：秋山正子・中島紀恵子対談、地域包括ケアはもっとやさしく、もっと自由に、医学書院、84, 2016.
（2）中井久夫・花輪壽彦：対談「治療の時間軸」、長い回復過程をともに歩むために、週刊医学界新聞、2777, 1-3, 2008
訪問看護と介護22巻8号 P640-641（2017）

第5章　ケアの技《わざ》と術《わざ》の論理

認知症ケアの基本的なかたち

「使える記憶」が身につく日常世界

85歳にもなると人の顔と名前が一致せず、それとなくわかっているふりをする時間稼ぎ作戦が通用しなくなってきます。数日どころか数か月もして、その人との出会いの場やその時にした会話のやりとりを思い出したときは、自分の記憶の衰えにがっくりするのです。

記憶は、適度なゆるさと曖昧さがないと他人の顔すら認識できないし、「保留」という記憶の要素、たとえば「これはAさんのようだ」と保留し、また別の角度から見た顔も「これこそがAさんだったのか」といったような要素は、ゆっくりと曖昧さを保持しつつ時間をかけて認知していかなければ、「使える記憶」は形成されないといいます。(1) ならば予想外の遭遇での〝思い出せない〟は、必ずしも年齢に関係するというものでもなさそうです。老いゆく者にとっては、物をつぶさに丹念にまさぐり、それと身を交わしながら新しく使える記憶にしていくには、ゆっくりした日常の流れがないと記憶は「保留」しにくいということです。

考えてみると私たちは、どこにいても意識とは無関係に、ベッド、冷蔵庫などの物の配置や具体的環境を視るでも触れるでもなく、いますぐ思い浮かべられる日常世界をもっているし、また、「私」とは別個の「私の外」、たとえば道路網や交通網などの確固として明確な構成的秩序をもって存在する日常世界に守られて、使える記憶もそれなりに保持しています。というより、後からその秩序の中に組み込まれ、「私」の記憶は使われているように感じられる[2]ものです。

その人の使えている記憶と交じりあって

こういう記憶の感じ方を日常世界から把え直すと、感覚（視覚、聴覚、嗅覚、味覚、温覚・冷覚・触覚・痛覚などの皮膚感覚）や運動感覚（自己受容感覚ともいう）、平衡感覚などの自分の感覚と体内の情報と、取り巻く日常の生活環境の情報とが一体となった知覚として意識にのぼる秩序が「感じられる」といったようなことです。このように私たちは、自分の感覚、知覚系を日常生活活動の必要に応じて取り出しては処理する記憶の仕方を身につけていくわけです。それは日々発生する問題を解くために「使える記憶」でなければならないのです。

「使える記憶」は、言語の記憶を疎かにした知識の蓄えや、記憶の入力に偏った経験のみを何度しても、上書き保存されるだけで身につきにくいことは誰もが経験しているはずです。ゆえに使われやすい記憶をつくるには、対応関係や相互協調関係などの交流において感じられる、自分と他人の境界のラインを引けない曖昧さを保留しながら、自分の考えを出力する練習が必要なのです。

能楽師の安田氏は互いのなかみの詰まった「身」が「交わった」ときに何かが生まれる、それが「かんがふ（考え）」ことであるといっています[3]。

クリスティーン・ブライデンさんは、認知症の「症状がどう現れるかについては環境が非常に重要なので、私たちを助けるために、あなたにできることはたくさんある」「自分を取りまく世界がおかしくなり、自分の能力が混乱していく時、それにどの様に対処できるかによって現れる症状は大いに違ってくる」だから、「私たちの現実に入ってきて、私たちを見たりふれたりしながら、つながってほしい」「想像力を使ってほしい。創造力を働かせてほしい。そして、私たちの世界とあなたの世界を隔てている溝を、またいで乗り越えてほしい」[4]といっています。この明晰な意見は、学習した者にとって何度も上書き保存されている知識かもしれません。しかし、実際のケアの場にふさわしいかたちで機能しているでしょうか。

この人の身体技法を見つめて

ＡＤＬ（Basic Activities of Daily Living）やＩＡＤＬ（Instrumental Activities of Daily Living）は、人が社会に築かれてきた構成的秩序をもった社会生活を基に「私」の生活世界を営むという考えを前提において開発され指標化されたものです。「指標」は「物事の見当をつけるためのめじるし」です。ＡＤＬやＩＡＤＬの指標は行動（action）の見当づけにあります。では、「身体技法」の指標で、何をみることができるのでしょうか。身体技法については次の小節でくわしく述べますが、自分の身体の扱い方は時代、文化に写され、また日々暮らしの生活技術に移されながら「私」の身体的所作になります。所作は構成的秩序をもって使える行為になるわけです。つまり、身体の所作とは、物にふれる、つかう、つかむ、身にまとう、物をはなす等々の最も基本的な身体の動き働きを技《わざ》におこし、その表現としての身振りやふるまいを術《わざ》とする行為（act）です。

行為には必ず意味があります。ＤＳＭ-Ｖ（２０１４）の認知症診断基準の「一つ以上の認知領域（複雑性注意、実行機能、学習および記憶、言語、知覚―運動、社会的認知）において、以前の行為水準から有意な認知の低下がある」、かつ「毎日の活動において、認知欠損が自立を阻害する」場合とされていることでも理解されることでしょう。むろん、綿密な医学的検査によって、解き明かされることは多くありますが、全部ではありません。たとえば、脳科学または作業療法などの専門領域で「失行」という日常生活の小さな節々の〝躓き〟や〝引っかかり〟とか、家具の配置、不適切な道具、照明などの動作をみて、使える身体技法を妨げている手続きを困難にしている問題を解決するにあたるとき、ごく普通に言葉を交わし合うことで、本人は、道具の使い方、記憶の使い方を思い起こすかもしれません。そのように、自立の回復を祈るように関わる、そういうケアの担い手でありたいものです。

行動・心理症状（ＢＰＳＤ）の新しい考え

わが国の認知症の人が、診断治療を受ける機会と認知症の知識を持った専門職業人から適宜ケアを受けられるようになったのは、治療薬であるドネペジル塩酸塩（アリセプト）が承認された１９９９年以降ではないでしょうか。同じ年に、国際老年精神医学会へのコンセンサス会議が開かれ、認知症の症状を、脳の病変そのものから生じる中核症状とし、その周辺に起こりやすい行動・心理症状（ＢＰＳＤ）とすることを定めました。２００５年には「痴呆症」が「認知症」に変わりました。

今日、医学的に中核症状なしのＢＰＳＤ（不穏、興奮、徘徊、暴言、暴力など）はないという知識は、大勢の関係者に滲透しております。私もそのように伝えてきました。認知症は、脳の器質的変化を前提としていわれ、中核症状が出てくるのなら認知機能の変化によると説明できるわけですが、しかし、現在のところ医学的因果関係はよく分かっていないそうです。ということは、中核症状とその周辺症状といわれるＢＰＳＤが、脳の変化によるものだとは医学的にはいいがたい[5]ということです。つまり、医学的に徘徊する意味は、ほとんど解明されていないということです。ならば、周辺症状を「本人も家族も望まない行動」と把え直してもあながち見当違いだとはいえないでしょう。このような見方から徘徊する人の現実の日常世界を想像しながら、自分の日々の生活から想像できることと突き合わせて「ことの起こり」をみて知ろうとすること、いま徘徊している人のあせり、困惑、哀しみに寄り添っていきたいものです。

寄り添う行為の内に、知識として上書き保存されている記憶を一旦保留して、かもしれないことを優先して関わる、このときにケアは始まるのではないでしょうか。クリスティーンさんが「私たちの現実に入ってきて私たちを見たりふれたりしながら、つながってほしい」とは、そういうことではないでしょうか。

文献

（1）池谷裕二：パパは脳科学者―子どもを育てる脳科学、クレヨンハウス、100-101, 2017.
（2）村上陽一郎：科学と日常性の文脈、海鳴社、17-19, 1979.
（3）安田登：日本人の身体、筑摩書房、92, 2014.
（4）クリスティーン・ブライデン著、馬篭久美子、檜垣陽子訳：私は私になっていく―痴呆とダンスを、クリエイツかもがわ、194-199, 2004.
（5）木之下徹：認知症の人が「さっきも言ったでしょ」と言われて怒る理由、講談社新書、98-102, 2020.
訪問看護と介護23巻5号 P358-359（2018）

「活動する身体」に込める技《わざ》と術《わざ》

挨拶に込めてケアの扉を開く

30年以上も前、介護施設の大部分は〝徘回する人お断り〟でしたが、彼らを受け入れ、拘束をしないケアに果敢に取り組んでいる施設もいくつかはありました。当時私は、電話相談や介護家族の集い、訪問看護を通して、認知症の人の理解にかかわるかもしれない問いを触れ合って、解りたい、そして、そこにあるべきケアの心・知・技を言語化したいという思いにかられていました。

こうして観察とも手伝いともつかない自己学習の機会を与えてくれた2、3の介護施設に不定期に出かけるようになりました。滞在時間の多くは、夕食時から居住者の多くが眠りにつき、ワーカーがひと息ついて、彼らと多少の話し合いができる4～6時間ほどです。頻度も週1回のときもあれば2か月ぶりといった、実にゆるい学びです。それも徐々にもっとゆるくなってしまいました。

いつ行っても難しいのは、入所者に挨拶をするタイミングと、その時々の言葉の選択や距離の取り方です。「こんばんわ」「お話しさせてください」「お仲間に入れてください」などの挨拶をするのですが、取り繕い方の上手下手があるにせよ、認知症の有無に関係なく、彼らにとって私は、見知らぬ侵入者の突飛な物言いでしかないのです。その上、〝あなたがこの病とどのように付き合っているのか〟知りたいという意図を密やかに願うわけですから、受ける側としては、応答するにせよ、無視するにせよ、何らかの関係性を強いられる行為です。挨拶は日常にあいまいに結びついた当たり前の行為ですが、その有り様をいざ、言葉にしようとすると困惑してしまいます。

ケアする者にとって挨拶は、他者の尊厳を侵さない関係性を築く最初の技《わざ》（深い意味のある行為）と術《わざ》（手立て、すべ、戦術）の意識を呼び起こす最初の関門です。

「活動する身体」に向けるまなざしのなかで

「活動する身体」、この言葉を私は中村雄二郎氏から教わりました。氏の身体をそなえた主体として存在する人間は、単に能動的ではあり得ない。むしろ身体をもつがために受動性を帯びざるを得ず、そこに受動からくる苦労とか知恵とかを獲得して、人間の身体はより具体的現実的な存在になっていく、そのような能動的で活動的身体を指す(1)、この言葉に、私は強い共感を持って同意したのでした。

こうした身体へのまなざしが、認知症ケアの論理を伴う技術の基礎になるのは確かなことです。ユマニチュードの提唱者であるイヴ・ジネスト氏の考える身体は、中村氏に比べてより具体的実践的です。氏は、身体には生命維持に必要な身体、体内の平衡を調節し、感覚器官によって環境を知覚する身体と、移動し、ものを掴み、食べ、排泄し、生殖などに関わって人間の生存を監視する身体、そして他人に見せるための「よそ行きの身体」があるといいます。よそ行きの身体は、願望に支配され、現実的であると同時に空想的、即物的にして主観的、身体的にして情動的、私的にして外交的で、時には、自らの生存に余分なものまで取り込んで利用する身体で、たとえば、必要以上のカロリーを摂取し、最低限の移動しかせず楽しみを手に入れること、また、話し、叫び、微笑み、キスし、遊ぶといった数多くの外交目的に利用する身体であるというのです。[2]

中村氏の活動する身体と、ジネスト氏の身体の把らえに加えて、認知症の人の生きる世界の臨場性を深い目線で描いた臨床精神医学者の小澤勲氏は、どうしてもケアが行き着く課題は、〈倫理と感性〉〈技術とやさしさ〉の対立と統合のところに行ってしまいがちだが、[3]認知症の人がかかえる不自由として記載してきたことの多くは失語、失認、失行（企画、概念運動性、構成、空間認知）として理解できることだといい、[4]脳神経科学的に彼らの不自由をみるケアの科学的目線の大切さを語っています。もし、認知症の人の着衣失行のさまを話し合うなら、失語、失認、失行などが複雑に関与し合って完成する着衣動作のプロセスを他の動作との同時的はたらきと環境の関係性を科学的目線からケアの倫理と感性に裏打ちされた技と術の方略を話し合ってほしい、といわれているように私は理解しました。

身体技法に向けるまなざしのなかで

身体技法の概念は、文化人類学者のマイケル・モースの提唱によるものです。氏は、身体は人間の最も根本的な道具であり、ある目的のために使う方法であり、その技法は社会的に伝承され、それぞれの社会は固有の身体様式をもっている(5)といいます。

生まれたときから始まる訓練を通して様式化されている身体技法を身体に覚え込んできたことなら、認知症を病んだくらいでめったに失われることはないはずです。着衣は、かがむ、曲げる、下ろす、つまむ、伸ばす等々の身体各部の機能を技の道具にして、自らの方法で術を編む努力は自己尊厳の要です。もしかすると、レッテル張りや拘束などのモラルを欠いた不適切なケアと環境が、知覚、記憶、見当識、言語などに関与する認知能力や空間認知力を低下させ、そのことで、身体の形態の把握ができる情報を得られず、技を操る術が手に入らず、という状態なのかもしれないのです。もしそうなら、食物を口に運ぶ、排泄、入浴などに要求される技《わざ》に求められる複数個の「術《わざ》」の一つでも欠ければ、その身体技法は不成立となります。これを自立または依存に区分けし査定をするなら、ケアする側の観る目に欠損があるといわざるを得ないでしょう。

ヒントを与えてくれたのは、当時、毎朝テレビの「おかあさんと一緒」で放映されていた「パジャマでおじゃま」という番組です。ボニージャックスの「ジャマジャマ、パパッパ、パッパ…できたらハイポーズ、ジャマタネ」の歌に合わせてパジャマを着る幼児の諸動作にみられる共同性を眺めながら、中村氏のいう「活動する身体」の意味がくっきりとつかめたのです。

文献

（1）中村雄二郎：臨床の知とは何か、岩波新書、64-65, 2002.
（2）イヴ・ジネスト、ロゼット・マレスコッティ著、本田美和子監修、辻谷真一郎訳：Humanitude（ユマニチュード）—「老いと介護の画期的な書」、トライアリスト東京、34-35, 2014.
（3）小澤勲：ケアって何だろう、医学書院、6, 2006.
（4）前掲書2）、284-287, 2006.
（5）M・モース著、有地亨、山口俊夫訳：社会学と人類学（Ⅱ）、弘文堂、132-134, 1976.

訪問看護と介護23巻3号 P206-207（2018）

聴く過程で呼び覚される倫理性

当事者になっていく過程

認知症と診断されたとき、その経験者は、どのようにこれから起こるかもしれない日常の乱れや、失敗の数々の受け入れがたい運命に自らを慣らし、生きる術と意味を見出すのだろうか。また、この病に対する画一的な社会文化（偏見や隠喩に満ちた）の理不尽が自分や自分の家族の潜在能力を抑圧していることにいかに気づき、吟味する人になれるのでしょうか。

診療やケアの主体である「患者」が、その経過のなかで己の病を物語りへと転じることによって、運命を経験へと転換し当事者になっていく過程、それには聴き手との間に共感的紐帯をつくり、聴き手のなかに己の内なる経験を呼び覚ましうる力を与える過程が必要です。それは、現場で働く職業人のみならず、研究や教育に携わる人が、彼らの声に内なる倫理性を呼び覚まされて学ぶ過程でもあります。アーサー・W・フランクは、理論は、その者たちによって形づくられてきたものであるといいます(1)。

３人の当事者の声を聴こう

ちなみに声の旧漢字「聲」は、神を呼ぶために吊るされた石の楽器を打ち鳴らす音の響きと耳を組み合わせた文字であるといいますが、ここでは３人の打ち鳴らす言葉の響きに耳を澄して聴いてみましょう。

裕さん

がんではなくて認知症になってしまった。運命だね。だからって自分の記憶のしづらさとか、聞こえづらさとか、何にも知りやしないのに、「あんた、何も聞いてないね」とか、「さっきも言ったよ」とか、「大丈夫ですか」とか言われる。でもがんの人にそんなふうに言わないよね。なんぼなんでも(2)。

吉田美穂さん

私、認知症になってもう4年経ちます。当初は、もうわけがわからなくって、毎日の生活を処理することで精一杯だったのですが、いま、ちょっと心の余裕も出てきて、自分の人生をふり返ったり、自分のことを深く考えたり、自分はなんで生きているのだろうかとか、どういう生き方をしたいのだろうとか、そういうことを考えてしまうのです。それが普通のことだと思います。でも、そういうことには触れずに、楽しいことをやりましょうみたいな雰囲気がとても強いような気がして、その風潮に乗せられるのはちょっと悲しいかな。でも私たちはもっと深いところで悩んでいるのですよ、と言いたいです。(3)

丹野智文さん

35歳のときに若年性アルツハイマー病と診断され、2年前から仙台で仲間と一緒に「オレンジドア」という名のピア・サポートを組織し、定期的な集いをもっている。相談会や各地の講演にも積極的に出かけているが、「最初の頃は、周りの人たちは皆、介護者、世話人などと思っていた。その後、一緒に出かけるようになると、何かが違うと思うようになり、出会ってきた人はすべてがパートナーであるように思えるようになった。できないことをサポートしてもらいながら、できることを一緒にするという考えをもっていれば、パートナーである。」このような経験から「できることを奪わないでください。時間はかかるかもしれませんが、待ってあげてください。……行動を奪わないことが気持ちを安定させ、認知症の進行を遅らせると思う」と語ります。彼は、オレンジドアをやってみて、「家族が当事者を私にバトンタッチするときに言われる『この人しゃべれませんから』という言葉に自分も傷つき、でも、私と話をすると、みんなも話すし、笑いもするし、片づけることもする。私も営業の仕事、好きだった車の運転はあきらめたけど、いままで想像ができなかった講演活動など、人生が大きく変わった。人生は認知症になっても新しく作ることができることを経験したのだ」と、語ります。(4)

〈でも〉（傍点筆者）に続く3人のメッセージに、自分の経験を省みて、当人が本当に聴いてほしいことや話したい言葉を塞いできたかもしれない何かしらの自分の内なる偏見や差別や通り一遍の応答といったような事を、思い出されたのではないでしょうか。認知症当事者の経験した語りには、聴き手が知識や経験として抱きもっている「認知症患者」の観念の学び直しをうながし、倫理性をかえりみる力があるように思えます。

あることが心に刺る、そのように学ぶ言葉に大江健三郎氏は、unlearn を択びそれを「学び返す」と訳したそうです。その後に鶴見俊輔と徳永進の対談で「大学で学ぶことは必要だ。しかし覚えただけでは役に立たない。それを学びときほぐしたものが血となり肉となる」と言われていることを知り、「あらゆる生活の場での unlearn の必要性はもっと考えられてよい」というように学び返します。そして、2人の考えに賛意を示しています。そのうえで「経験の欠如が、自分にもたらしている、本当に成熟していないところをさびしく自覚する」と書くのです[5]。

学び返す経験

コミュニケーションの語源は、ラテン語の communis であり、「分かち合う」表現行為をさすそうです。コミュニケーションという言葉には〝そこ〟で感じることや、知覚し、提案する要素を含めて、本来的に、主体者が伝えたい言葉を１００％伝えても、相手がその全部を受け止めることはかなわないという意味が隠れているといいます。

いわれてみれば、コミュニケーションには、互いの不完全な表現行為を補い合い支え合うなかで起こる関係の力が流動的にはたらくのですから、例えば認知症の人と職業的他者のコミュニケーション関係を妨げる何らかの障壁があれば伝えたいものも伝わらないわけです。だから、それが何故起きたのかを見極めることこそが重要になります。

ＢＰＳＤ（行動・心理症状）が、あたかも認知症の付随現象であるかのように認識したり、重症度、症候・知覚・感覚情報、言語機能などを評価基準でチェックできるものだけを〝ひとくくり〟にして、「コミュニケーション障害」と捉える。それでよいのでしょうか。確かなのは、認知症の人と関わる側との関係、または、その状況を生み出す組織文化や施設などの住まい環境が「コミュニケーション関係の障害」を起こすことのほうが圧倒的に多いことです。

コミュニケーション関係の片方が認知症の人であるなら、関わる側のコンテクスト（文脈）においてすでに大きな落差が生じています。加えて自分本位の思いやりが、聴く耳を削いでいるのかもしれない。リードし過ぎず、先取りしすぎず、彼らの物語りを学び返す過程が、コミュニケーション関係を豊かなものにするように思います。

先の３人の語りからヒントを見出すならば、コミュニケーション関係は、不完全さを率直に認め、自分も「あなた」の手助けを必要としている、このような倫理性の感覚が内包されているのだと思います。このなかで始まる力動が、認知症の人自身の精神性などの能力―心の働き、信条、信仰、パースペクティヴ（遠近法的に自分の潜在力を試す勇気など）の回復を助け、一方の私たちに「学びときほぐし」の経験をさせてくれるのだと思います。

文献

（1）アーサー・W・フランク著、鈴木智之訳：傷ついた物語りの語り手─身体・病い・倫理．ゆみる出版、6, 2002.

（2）水谷佳子：希望を探す─本人が語る、認知症の絶望とその先．老年精神医学雑誌、28（増1）：41-47, 2017.

（3）（2）の再掲

（4）丹野智文：認知症当事者の声：2017年度東海地域大会シンポジウムより．日本認知症ケア学会誌．17(2)：384-388, 2018.

（5）大江健三郎：定義集．朝日新聞出版、46-48, 2016

訪問看護と介護23巻11号 P834-835（2018）

振る舞いとしてのコミュニケーションとパーソナルスペース

振る舞いとコミュニケーション

居酒屋の暖簾に手をかけるや否や「いらっしゃい」「こんばんは」と威勢のよい挨拶にびっくりすることがあります。店の利益を意図した投機的振る舞いがありありとわかり、ちょっと鼻白みながらもその懸命さにいつの間にか身を委ね、ついつい長居をしてしまいます。また、人通りのまばらな路ですれ違いざまに「こんにちは」と声を掛けられ、反射的に「こんにちは」と返し、何だか清々しい気分になったり。

自覚なしのうなずき合い、微笑み返しなどの挨拶は至るところでみられます。ただうなずき合っているような仕草でも、言語不明瞭なのにちゃんと伝わり合っている挨拶もあります。でも、ほかに続く何かの意味をもつ話が繰り出さなければ何事も起こりません。このような振る舞いのコミニケーションを岡田美智男氏は「行為の意味の不定さ（indeterminacy）」(1)と呼んで、話し手の賭けをするような気持とそれを受ける役割について考察しています。

すでに習慣として内在化されているはずの挨拶が肝心なときに〝意味の不定さ〟のなかに放

り出され、どうしていいのかわからないような様子を傍から見ていて、なぜかおかしくほっこりするような光景に、みぬふりをしながら、面白がっている、そんな情景なども行為の意味の不定さによるおかしみでしょうか。しかし、社会に蓄積され、個人の内在化しているはずのその記憶も「いま・ここ」の前で瞬時に対応できなければ他者の目にはコミュニケーション下手な人というように映るかも知れません。

私が施設で徘徊（wandering）に集中している人に挨拶したいのも、触れ合う距離でこの人の疲労度や脱水の有無とか、コミュニケーションが成り立つ丁度いい文節を探しだしてコミュニケーション関係を持てて、それが気分良いものであって欲しいからです。

私たち看護職は身体に関心を持つことから離れることはできませんが、ときには、観察者の視点に偏りがちになります。たぶん、こ

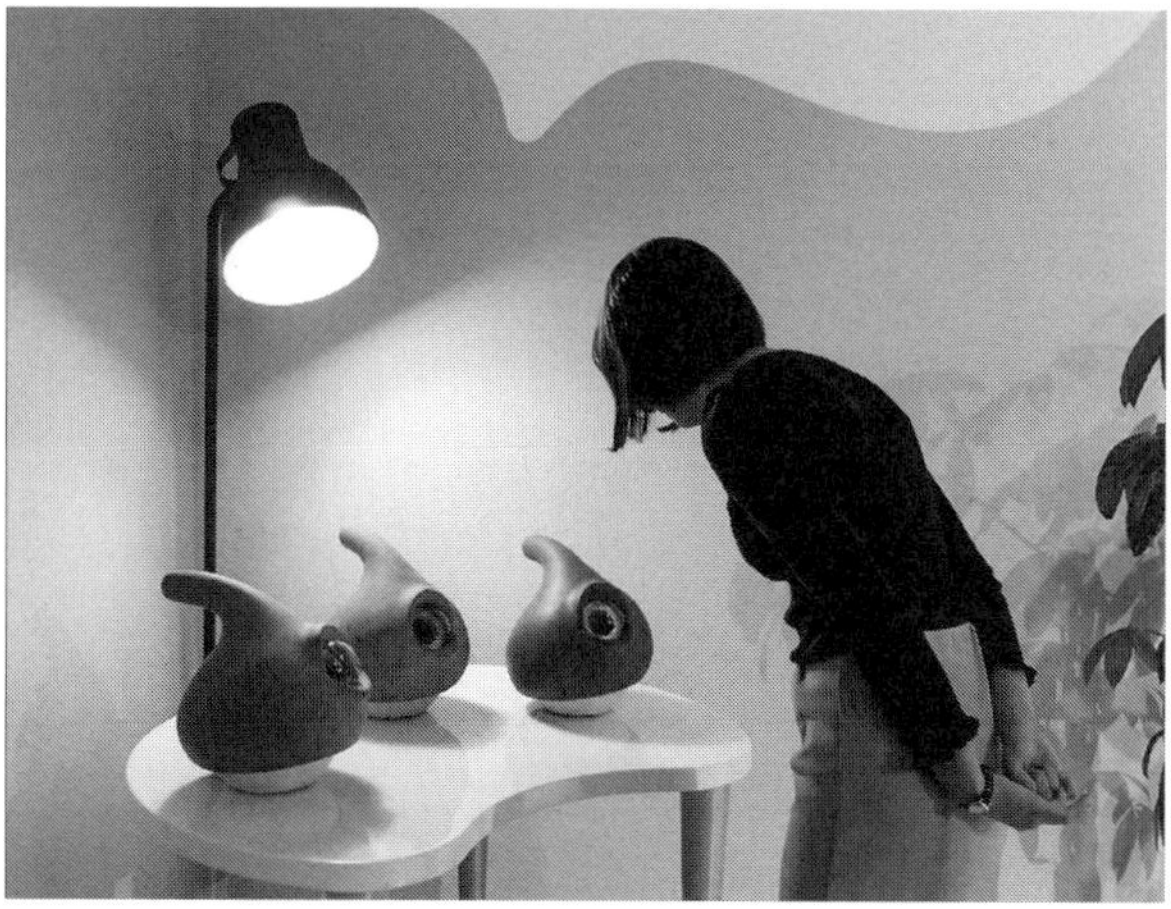

ケアをするロボット　https://www.tut.ac.jp/university/faculty/cs/316.html
豊橋技術大学　教授　岡田美智男氏　紹介ページより

の時は相手の側である認知症の人の観察者としての目には、何かをジロジロみている変な人、歩くジャマになる人などと映っているかもしれません。なぜかは解らないけど「あんた幾つ、どこから来たの」、とか手をつなぐしぐさをしてくれたりしてくれる人がいたりもして、何かを成し遂げたようなうれしい気分になることもあります。ゆる～い関係の人の挨拶においても習慣からか「挨拶を返さなければ」といった何かしらの応答責任がうまれるようです。

む～が生み出す緩やかな遊びの関係

岡田氏[2][3]は、この応答の共時性に着目し、強い共同性ではなく、「1人遊び」であると同時に「共同遊び」でもあるような「緩やかな共同性」から自分の姿がふとたち現れる、そして何かしら気になり、話したくなり、遊びたくなり、時に助けたくなる弱いロボットの開発に取り組んできました。顔の下半分にあった頬が丸くてヨタヨタしていて体表が柔らかく、大きな目がキョロキョロして、そこここを行き交う人が「こんにちは！」と言えば「うんぐ！」と喃語で応える。顔を向けると〈む～〉とこちらに顔を向けてくれる、そんな風にかかわり手をケアするロボットです（前ページ写真）。

コミュニケーションの振る舞いには、相手に脅威を与えないようなほどよい接触距離（パーソナルスペース[4]）があるようです。距離によってコミュニケーションはその彩りは違ってきます。その距離の選択に特定のルールがあるわけでもありません。しかし、自己の身体に内在する感覚や身体に記憶された身体技法を道具に自分のパーソナルスペースを自在にコントロールできる自由と、「アレ、ナニ？・」のような面白味を醸し出せるスペースがないと振る舞いとしてのコミュニケーションは貧弱なものになるでしょう。

パーソナルスペースの働き

殆んどのセルフケアは、50センチに満たない密接距離（パーソナルスペース）の中で習慣化された手続きをもって実行されるケアです。ある日から、このスペースが他者に触れられながら介助されるスペースにもなる。その受苦を想像すると、何とかして尊厳ある振る舞いのできるスペースが欲しい。誰れもの願いです。

パーソナルスペースの概念は、エドワード・ホールが、人のコミュニケーションにはその状況に合った最も適切な対人距離があるとして、声の変化と距離の関係から、アメリカ人の対人距離は、50センチ程度の「密接距離」、1メートル程度の「個人距離」、3・6メートル程度の「社会距離」、それ以上は「公衆距離」の4つに分類されるという研究発表から広がった考えです。(5)

セルフケアの関わりの多くは「密接距離」で行われますが、せめて「個人距離」が担保できるスペースが欲しい。「社会距離」は、緊張関係も拘束感もあまりない距離であるとともに、そこに起きていることをさり気なく見ていられる社会距離でもあります。そうであるなら臨機応変的な協働も生み出されやすいでしょう。「活動する身体」が欲しい距離と「場」がきちんと設わっていれば、そして他者の注意や賞賛の目がゆき届く程よい環境があれば、失った認知機能を取り戻せるかもしれないのです。

不適切なパーソナルスペースがもたらす不幸

私が見知っている範囲のことではありますが、２０００年前後までの介護施設の認知症の人の多くは、身体に記憶として内在している、眠る、休む、食べる、排泄する、着る・脱ぐなどの身体技法をいつものように使える場所を見つけられず、そのことを伝える対手も訴えを表現する手がかりもなく混乱し、身の置きどころを求めて、ひたすら廊下を歩き回る姿がありました。自分でも何を探しているのかわからない物探しをひたすら続ける人、廊下の隅の長椅子にうずくまるように座り続けたりする人の姿もよく見ました。当時は徘徊によって疲労し、冷や汗をかき、下肢はむくみ、脱水し、低栄養状態を疑われるのに、それに気づかない現場も少なからずあったのです。当時の介護施設の設計のほとんどは一室が4～6人室で住まうつくりでした。

6人室の10室、56名（うち要介助者30名）の24時間タイムスタディ調査をした報告によると[6]、居住者間の昼間8時間の間の会話数は10室中8室で最高2回しかなく、また、窓側のベッドの80%、廊下側のベッドの67%が他の5人と背を向ける姿勢、中央のベッドの人の97%が上を向いている姿勢であったというのです。1メートルに満たない「密接距離」で暮らす24時間は「拘束」に等しいといえる明らかなデータです。こういう不適切なパーソナルスペースの中で、まともなコミュニケーションができると思うほうがおかしいのです。このような環境こそが問題なのです。

自分の居るべき場所を失くし、嘆き苦悩する認知機能障害の人への挨拶が却って彼らに脅威を与えることもないわけではありませんが、待つこと、それに耐える〝関わり〟が、身体技法を観る目と振る舞いとしてのコミュニケーション力を養うでしょう。その方が認知機能の状態を把握しやすいし、互いの内なる声が聞こえるかも知れません。もしかすると居酒屋風の投機的振る舞いで、元気よく「こんにちは」「一緒に歩いてもいいですか」と声をかけ、さっさと伴走し始めるほうがいいかもしれない。「この道はどこへ行く道なのかしらね」などと言いながら、斜め後ろについて歩くようなことがいいかもしれない。うまくいけば「あんた、どこからきたの」とか「いい声してるね」とか言われることもあるかもしれません。このような〝高難度〟の対話をしているうちに、ふっと「委ねる／支える」緩やかな信用（信頼）の感情をもらえたかなと思えることもあるのです。認知症の人と関わってきた経験でいうと、ケアを担う者の彼らへのリスペクトの方向に向いているかどうか、その自己点検にかかっているようにも思えます。

イブ・ジネスト(7)は、認知症の人の身体的ケアを伴う場面での出会いから別れまでの人の心をつかむ挨拶が、常に感覚、知覚の連結に注がれる、それがケアの技法になることの意味を懸命に伝えています。挨拶には、すでに私たちの身に内在化されている感覚、知覚の記憶を他者に集注させ、「わざ」を覚醒させる準備的役割があると考えていいようです。

文献

（1）岡田美智男：弱いロボット、医学書院、66, 2012.
（2）（1）の再掲、p193-194.
（3）岡田美智男：〈弱いロボット〉の思考　わたし、身体、コミュニケーション、講談社現代新書、p166-168. 2017.
（4）Mモース著、有地亨、他訳：社会学と人類学（Ⅱ）、弘文堂、132-134, 1973.
（5）エドワード・T・ホール著、国広正雄、他訳：沈黙のことば―文化・行動・思考、南雲堂、231-237, 1966.
（6）石田妙、外山義、三浦研：空間の使われ方と会話特性から見た特別養護老人ホームにおける六床室の生活実態（建築計画）、日本建築学会近畿支部研究報告集（計画系）、41, 129-132, 2001.
（7）イブ・ジネスト、ロゼット・マレスコッティ著、本田美和子訳：ユマニチュード入門、医学書院、2014.

訪問看護と介護23巻4号 P284-285（2018）

認知症の人とのコミュニケーションから拓かれる気づきと対話

当事者の語りから自己との対話へ

　認知症臨床研究のパイオニアである長谷川和夫先生が自分の認知症を公表されてから、もう1年近くになります。つい先日もＮＨＫ総合『ニュースウォッチ９』に出演されて、「認知症になると少しずつわからないことが増えると思っていたけど、違いましたね。わかることが結構あるんですよ。対応力がつくんですね。習慣にしている日課を変えないで、いつも通りに過ごすようにしています。それと、伴侶がこれほどに分身に近い存在だったとは、わかっていませんでしたね」と、いつも通りの人を包み込むような口調で話されていました。

　日本認知症当事者ワーキンググループ（２０１４年４月結成で、２０２０年日本認知症本人ワーキンググループに名称変更）共同代表の藤田和子さんは、45歳のときに若年性認知症の診断を受けてもう10年ほどになりますが、長谷川先生と同様に「認知症になったばかりの頃は、いろんなことに失敗ばかりしていました。でも、２年、３年、５年と経つうちに、どうしたらいいかがだんだんわかってきました。症状が進んでいくとともに対応力がついてきました」と言います。

2人の語る〈対応力〉という言葉に、本来的に人間がもっているケイパビリティ（潜在能力）が重なり、認知症になっても、いや、認知症になってなお使われる記憶は発達することの真実を教えられた気がします。「それが人間の本来的な姿なんだから」と、ずっと大事にしている自分の認識を学び返し、この2人に独りエールを送りました。

39歳で若年性アルツハイマーと診断された丹野智文さんは、「眠りが浅く、よく夢をみるが、その夢も怖い夢とか非日常的な夢ではなく、普通に生活していて何かで失敗したり、不安なことがあったり、道に迷ったりしている夢なので、起きてもみた夢をリアルに覚えているので、何時間寝ても寝たという実感がないのです」と語っています。[1] 私はこの文を読んで、かつてグループホーム居住者の、夜間睡眠の浅さやまだらな状態を調査したときのことを思い出しました。彼らも、不安や時々の失敗からくる落ち込みが、残像として毎日のように夢に現れ、その感覚が日中も拭えなかったのではなかったのか。その姿が目に浮かび、その苦しみに思い及ばなかったことに、忸怩たる思いを抱くというような至らなさを学び返しています。

改めて、認知症の直線的進行ステージを前提に設計されている諸々のアセスメントスケールを用いる場合は、自分でも気づかずに書いている記録の補助する道具くらいの認識を持って扱うほうが良いと思います。それほどに記録は大切なものです。

当事者が対話に求める分かち合い

コミュニケーションとは、端的にいえば語りかけている身体の意味と感情をやりとりする行為です。今日では「認知症」ではなく「人」をみること、人は「学習し、そして成長する」という知識はかなり浸透していると思います。しかし、当事者の声（訴え：advocate）に触れて、人が自立して生きる意味に感情を揺り起こされることの伴わない知識は、ややもすると「人」と「認知症」の2つを分離したままの知識として、また、援助者と援助される者の関係は固定した役割関係になりやすく、そういうことなら今の状況を変えなければならない必要の時に出動すべき責務を出し得ないのではないかと思います。

認知症の本人が対話に求めているのは、認知症になって初めて知る不安や、自分の中にもあった偏見やレッテル張りに気づかせてくれるような助言、失敗を重ねながらも成し得た行為やできることなのに成し得なかったことなどを表出できる対話の機会です。自分の受苦を語り、分かち合える仲間と話し合ってみたい。この病が進行性でも、自分たちはありのままに暮らしていきたい。そのような権利について話し合う場所と、それを支援してくれるいろいろな仲間とともに、「認知症になった」ことについて検討すべき「問題」を分かち合いたい、そう願っているのです。

認知症の人の集いに参加して教えられるのは、彼らがいつの日か重症化する現実とそれを乗り越える現実、その両方をふまえつつ将来にわたって「普通」のありのままの暮らしを確認し伝えようとする、そのエンパワメント力です。

閉ざされた対話の果てに

認知症の人はおしなべて自分の記憶に自信をもてず、コミュニケーションの場面ではいつも不安になるという経験をするようです。そのなかでも何とか〈まとまりのある自分〉を保つために人それぞれの様々な工夫をしているようですが、それを支えてくれる自分だけの目印と、つっかえ棒が、何かの拍子に失われるとき（事故・発病、場所・人の変化、暴言、拘束など）、BPSDと見間違えるような混乱に陥る時があります。

記憶障害は認知領域で起こるという基本を理解しておかなくてはなりませんが、それ以上に大切なことは、覚醒の水準や意識水準のアセスメントをきちんと行なうことです。茫としているしかない環境に置かれている人が、突然話しかけられて適切な応答ができない（注意・集中の障害）のは当たり前のことです。もし、意識水準の低下がみられないのに、単語の再生課題が不完全であれば、記憶障害を疑って観察し、記録をよく読むことです。

ダメージを受けやすい記憶は、エピソード記憶（出来事の記憶：「いつ、誰と、どこで、何を」といった日常生活を支える記憶）で、加齢や認知症の重症度、体調不良などの影響を受けやすく、これに対してプライミング（印象や感じ方など、思い出しているという意識を伴わない記憶）はダメージを受けにくいといわれます。つまり、コミュニケーションで生じる感情的しこりを消去することは難しい(2)ようです。感情は活きているのです。

もう少しこの問題を考えてみたいと思います。重度の認知症の「抱えやすい問題の身体」を観る機会は、昔に比べるとかなり少なくなったように思います。しかし、在宅ケアの場に比べると、入院患者のなかには再々の介護上のトラブルに見舞われて入院に至る人もいれば、認知症の進行過程の節々で合併症を併発し、それに治療上の問題などが重なり、ダメージを受け続けてきた身体になってしまった人もいます。度重なる不幸からか、なかには表情を失くし、それればかりか、支援する者の手を拒む「攻撃的な身体」「心が冷え切っている身体」「閉じられた身体」になってしまい、中には、支援の時間と支援する者の感情を台無しにする人もいます。

これらの人々に向き合う時間を使う、そのためのエネルギーを、いまの医療現場には残っていないという声がどこからともなく聞こえてきます。人が「人として」の対話を長きにわたって拒絶されてきた果ての当事者の身と向き合って支えている現場の向け所のない苛立ちを想像すると、一概には責められるものではないないという現実に暗澹とした思いになります。それでも看護師が最優先すべき課題は、医療的ケアの必要な「この人」の最善の一手を探すことでしょう。

重度期にある認知症の人とのコミュニケーション

重度期であればなおのことコミュニケーションのあり方に集注する必要があります。認知症重度期のコミュニケーションで優先してほしいのは、その人の覚醒の度合いと覚醒時間、そして記憶障害の及ぶ時間的範囲を、この人の身体に聴くといった観察です。その対応を仲間内で対話することです。覚醒水準が低く、注意・集中ができず、茫としている状態で、がやがやとせっかちな意味のないタッチがその人を襲うなら、怒り・恐怖・拒絶が起きて当然です。この感情のしこりが、日常生活を支えるエピソード記憶にまで及びます。それが、その停滞を招いてきた人の歴史なのかもしれないのですから。

優先順位の2番目は、正常水準に戻るわずか10秒から数分の時間に、触れる・目をみる・微笑む・柔らかな声・うなずきといったコミュニケーションの基本要素を集注させることです。このわずかな時間がもたらす成果がもつ可能性に関して、たくさんの対話を重ねてほしいのです。

文献

（1） 丹野智文著、奥野修司文・構成：笑顔で生きる―認知症とともに、文藝春秋、108-109, 2017.

（2） 若松直樹：認知症の記憶障害―その特徴と関わりの工夫、Dia News, 95, 8-9, 2018.

訪問看護と介護24巻1号 P60-61（2019）

第6章　居場所

居場所が拓くコミュニケーションのリアル

日常の記憶と居場所の関係

〈暮し〉を辞書（広辞苑第6版）で引くと「くらすこと」「時日をすごすこと」とあります。〈居場所〉を引くと「いるところ」「いどころ」です。私の考える居場所とは、人が毎日〈生きる身〉の時を刻む場所です。そこでの一瞬一瞬の記憶が、一人ひとりの特別な日常を形づくる。そのように〈身の置く所〉をもって人は安寧な人生を送ることができる。そんな意味を込めた居場所です。

もう7～8年も前、2か月近くに及んだ私の入院生活は、私の人生において殊更に特別な時間でした。そこでは、リハビリテーションだけが私の〈しごと〉で、毎夜、準夜勤の看護師が病室に訪れカーテンを閉めようとする、その都度「開けておいてください」とお願いしました。真夜中の星の輝きに誘われて現れる子どもの頃の故郷の風景と、これまでに住んだ場所の光景の時々の記憶が連なり、うつらうつらしながら自分に語りかけている内に、夜明けが近づこうという頃に寝入り、洗面所付近の賑わいや配膳車の音に目覚める。そんな特別な時間でした。

患者なのだから、看護師やほかの専門職から支援を受けることもありましたし、時々は不如意な体験もしたはずなのに、いまはほとんど記憶に残っていません。病室はあくまで時間限定の仮の居場所です。だから災害に合い仮設住宅で長期滞在を余儀なくされた人々が居場所を失うことと同じ感覚で語ることはできませんが、人生にとって特別の時間の特別の居場所という点で共通しています。

詩人の長田弘さんは、特別な時間について「特別のものは何もない。だからこそ特別なのだという逆説にわたしたちの日々のかたちは支えられていると思う」「時間を細切れにしないで大きくゆっくりと一日の特別の時間を手にしてゆくことができなくてはいけない。そうしなければ私達の感受性はどんどん貧しくなってしまう」(1)と書いています。〝特別のことは何もない、だから今日はいい日〟この日々を身にまとうようにして季節の感触や音や匂い、色彩、人々の声、目的のない会話などが、ゆったりとした時間の流れの中で起きる。この一瞬の印象が記憶に刻まれ、その人の居場所に収まるということでしょうか。居場所は人生にとってどれほどに大切なものかという思いを強くします。

居場所とBPSD（行動・心理症状）との関係

長田さんの記憶に関する美しい言葉と、パトリシア・ベナーの人間は「身体に根差した知性によって意味を帯びた状況に反応するという(人間の)存在的能力(ontological capacity)を持った存在」として、状況の意味を迅速かつ非明示的・無意識につかむ方法をいろいろに備え、個性を築き、それが人間の感受性を豊かにするという考え(2)は、とても近い距離で繋がっているように思います。

ベナーのいう存在的能力を持った看護師等ケアに携わる者が、ＢＰＳＤを起こさせてるこの状況を「なぜそのようなことになるのか」という非明示的、無意識的関心（concern）をもってケアを引き受ける体制があれば、ＢＰＳＤをかなり減少させられることは経験的には解っています。[3]

認知症ケアの質は、認知症の人の〈居場所〉となる環境が、プライミング記憶（印象や感じ方など思い出しているという意識を伴わない記憶）を支えて、自らの自立能力を復活させようということに対する支援者の非明示的・無意識的関心（concern）に基づく感受性がきわめて大きいのです。

居場所から拓かれる社交の世界

「社交」の英語は、ソーシャル・リレーションシップ（social relationships）です。社交という言葉が社会的関係をも含意していることは、この約２年にも及ぶコロナ禍の自粛生活によって多くの人が理解するようになったと思います。「人間は社会的動物であるというよりむしろ社交的動物である」とする山崎正和の著『社交する人間』を解説する三浦雅士は、「産業革命とともに世の中が変わり、それまでは顔が見えていた世間というものの姿が見えなくなり（略）……それに代わって世の中の人は、抽象的な『社会』という名を押しつけられ（略）……社交の意味は隔離され、矮小化されてしまった」[4]と地域社会における「社交」の存在の危機を指摘します。

また、この著作に触発され、障害学の視点から、社交とアシストの関係を考察した石川准は、社交とは、よそゆきの自分を見せる身振り、感情ワーク、目的のない会話、礼儀作法などによって他者を承認する身振り交換であり、孤独な個人の点在と、組織に強制された関係の中間に位置する「純粋に無償の人間のつながり」(5)であると定義します。一見難解ですが、彼の「社交」は、地域包括ケア推進のなかでさかんに言われる、在宅ケアの方向性や地域づくりに有用な考え方に近いと思えます。ただし、社交が宿す祝祭的世界が地域づくりに取り込まれ矮小化されていくようなことはあってほしくはありません。

第3の居場所

秋山正子氏が、がん患者の第3の居場所をめざして設立した「マギーズ東京」が提供するのは、ほっとくつろぎ自分を取り戻せる居心地のよい建築・環境と、医療知識のある友人のような看護師や心理士によるヒューマンサポートであるといいます。そこでは、孤独がほしい人が求める、組織であるようでないような、温かな空間での社交への探求があるはずです。つまり、組織であるようなないような空間のある居場所としての綿密な設営があって可能になる、誰のどんな関係も私心・私有のものとはしない距離空間があるところ。そこに生まれる礼儀作法、そのとき必要な分だけの話し合い、ひとりになりたい時にも、目にふれないところに、そっと寄り添ってくれる助け人がいるような、極めて高度に設営された中での「純粋で無償の人間のつながり」が立ち上がるような居場所なのでしょう。

訪問看護活動の多くも、これに近い方向性をもっていると考えます。つまり、その人の日常世界に関心を向けて跳び込み（一歩踏み出して）、当事者と家族がほっとできる空間（第３の居場所らしい空気がある、ハブのような）をつくる役割を自分に期待し、ケア関係者の社交能力を引き出し、時々に必要となる資源が届くように「橋を架ける」ことを引き受ける。こうした、いつもどおりの活動の内側では、ケア関係者の感受性と社交性をセッティングし、さり気なく、各々の能力が適宜発揮できるように、組織であるようなないような、それでいて私有なものとはしない。訪問看護はこのような難度の高いコミュニケーションを必要としますが、その場所は多くの場合、自宅という居場所というよりは、支援者の手が集まる「在宅」と呼べる居場所のように思います。

文献

（1）長田弘：なつかしい時間．岩波新書、141-142, 2013.

（2）パトリシア・ベナー、ジュディス・ルーベル著、難波卓志訳：ベナー／ルーベル　現象学的人間論と看護．医学書院、48-49, 1999.

（3）前掲2）、54-56.

（4）山崎正和：社交する人間―ホモ・ソシアビリス．解説三浦雅士、中公文庫、379-380, 2006.

（5）石川准：見えないものと見えるもの―社交とアシストの障害学．医学書院、200-202, 2004.

「居場所」が拓く「在宅ケア」のかたち

ちいさな対話、大きなヒント

かつて学生だった仲間が、寒中見舞いにとわが家を訪れてくれたので、あなたにとって「居場所」って何?ということから始まって、いつの間にか、それぞれの人生の折々の物語りに花が咲く時間になっていました。自分で「居場所」という言葉を使ったことはないけど、「大事なイドコロ」かなとか、私なら「研究室かな、一番長くいる場所だから」から始まって、「第3の居場所と、それ以前の第1、第2の居場所との違いはどんなこと」とか、「訪問看護師特有の高度なコミュニケーションのイメージがつかみにくい。病院のそれよりも高度ということ?」と問われることも含めてたのしい時間でした。

「第3の居場所と、それ以前の第1、第2の居場所にどんな違いあるのか」この問いは、私にとって思いもよらなかった問いでした。しかし、かつて「高齢者」が安心して暮らせるまちづくり活動が各地で展開されていたのに、いつの間にか高齢者の字が消えたことに気付き、再度「居場所」の考え方の変遷を辿るヒントをもらったし、「訪問看護師特有の高度な…」の問いは、この言葉に違和感を覚えるといった疑問符のついた問いです。

自宅から「自宅でない在宅」へ

この2つの問いのうち、第1の問い「第1の居場所」について考えてみます。「イドコロ」と読める居場所は、簡単に言えば心の安らぐ場ですが、〝心安らぐ〟は時間、人間関係、遊びや社交、時には人の免疫システムにまで及ぶ広い概念です。

高齢者が、何らかの理由で「居場所を失う」、また「移動の自由を失う」、つまり高齢者が〝からだの安らぎを失う〟この事態に「高齢者が健康で安心して暮らせるまちづくり懇談会」（厚生省、1988）が開催されました。そこで、高齢者が数回の入退院や転院などを経て、長期滞在可能な施設へ入居するに至るさまざまな実態が議論されました。これとは別に、建築家を中心にいわゆる老人病院や高齢者長期滞在型施設の「閉ざされ」「身の置きどころのない」施設空間における人の尊厳の喪失とその復権についての議論が起き始めます。特に外山義氏ら建築家の、施設に「自宅でない在宅」という中間の場所を築き、そこを生活の場とするプライベート空間をつくり、一方的にケアを受けるのではない居場所にするという建物設計の提案は、とても新鮮でした。(1) つまり、自宅という第1の居場所ではない第2の居場所、つまり、家から外部の家になるように設計され設営のできる「自宅でない在宅」のケアシステムをつくる、という新しい概念を伴った提案です。自宅と施設ケアの中間に位置して〝イドコロ〟になる建築空間を築き、ケアの行き帰りの移動を容易にすることで自宅介護ではない在宅ケアの新しいかたちを創るという提案です。

高齢者の居場所から「社会」の居場所へ

時を経て、2014年、男女ともに平均年齢が80歳を超えた頃から、長寿社会のあるべき「居場所」のデザインに関する論議が再び始まりました。この時のキーワードがエイジング・イン・プレイス（Aging in place）[2]という考え方です。言語的にはindependent living（自立生活）とほぼ同じであるといわれますが、伝わりやすい言葉を選ぶなかで「住みなれた居場所」になりました。

そして2015年、政府は、人生100年時代を生きる人の人生、その居場所を想定した施策は「住み慣れたところで自分らしく年をとる社会」の住まい、すなわち、経済、働き方、子育て、地域包括ケア、移動手段等を包括する、住み慣れた場所の見直しを社会保障制度全般にわたってする必要から、内閣総理大臣を議長とする国民会議（内閣府）を設けました。議論の中心は、人が安らぎ住まうことの意味を問い、見直し、実行の可能性のある「居場所」をどのように築いていくかです。すでにアクションリサーチとして、東日本大震災後仮設住宅に移り住み、コミュニティを失った被災者の「みんなの家」造り、そこで自分たちの街について話し合う実験[3]や、特別養護老人ホームでワークシェアリングしながらセカンドライフを生きる就労モデル[4]などに取り組んでいる活動の有用性を検証するプロジェクトが始まっています。

その地続きに認知症施策推進総合戦略「新オレンジプラン」（厚労省、2015）の基本コンセプトも考えられているようです。「認知症の人を単に支えられる側として考えるのではなく、認知症の人が認知症と共によりよく生きることができる環境整備が必要」という方向性の提示が〈それ〉でしょう。また、「地域共生社会の実現に向けて」（厚労省、２０１７）の基本コンセプトにも、①制度の縦割りを越え、②地域の多様な主体が我が事として参画し、③住む人々のなかに眠っている知恵や役立つ人や資源を探し、④これらの宝を最大限に生かせる共生社会像も〈それ〉をベースにしていると考えられます。

こうして「高齢者のための」取り組みであった第1、第2の居場所という考えから「高齢者」の字句が消え、「我がごと」「自分たちのために」の第3の居場所づくりが構想される時代になった、ということでしょう。

自分を取り戻す居場所へ

私たちのイドコロのすぐ近くに慢性疾患、介護、失業、貧困、頼れる先がないことから起こる社会的孤立などがあります。このコロナ禍の続くなかでは、受診、治療の先が見えない、その死を看送る慣習・文化が壊れるなど、こうした問題に直面して、支援する側のシステムにも分断が起こり始めています。誰もが自分らしく年を取り、安心できる居場所で生活を自立的に営む権利の側面からコロナ禍の現状をみると、高齢者である者とない者、病む者と健康である者、健常者と障害者の間に横たわる選択肢の差違や依存先が分断され始めているような不安を覚えます。また、病む者と障害者のもつ個別性や多様性を維持するために築かれてきたソフトな手づくりの支援が機能停止するという現実が、多くの目に触れるようになりました。

それならば今後、さまざまなニーズを拾い既存の組織に振り分けるよりも、長い時間をかけて築かれた街の文化をいかに生かしていくか、そして誰もがいつか「我が事」になることに応えられるものを付加するほうがよい。そのほうが、現代社会に生きている人間のアイデンティティ（存在的欲求）や潜在能力を取り戻せるということも、このコロナ禍の中で覚えたことです。それに相応しい建物と街並みを保全し、ほどよい距離から支える専門家やいろいろな支援者たちの共働が必要だ。それはよりソフトに、より選択自由に共働できる仕組みにしていけばいい。

すでにこのような新しいビジョンをもった第3の居場所をつくり、活躍している人々は各地域に少なからずいるのです。たとえば、自らを「介護屋」と呼び、既存の介護制度枠を使い分け、かつそれに囚われずに、介護者も利用者も横並びの関係をもって食事をつくり、働けるものは働き、遊び、そのような時空間と社交空間を自在に地域に開く活動を「当たり前」とする「あおいけあ」の活動[5]や、144頁で述べた「マギーズ東京」の活動[6]などです。

文献

（1）外山義：自宅でない在宅―高齢者の生活空間論，医学書院，22-33, 2003.

（2）秋山正子：「エイジング・イン・プレイス」の考え方と取り組み，長寿社会の課題と可能性（5）「Aging in Place」の実現，10MTV オピニオン．https://10mtv.jp/pc/content/detail.php?movie_id=1731

（3）ニッポンドットコム：みんなの家―建築家・伊東豊雄からのメッセージ．https://www.nippon.com/ja/views/b03101/

（4）社会技術研究開発センター：人生90年時代，「Aging in Place」を目指して　高齢者がフレキシブルに働くことのできる就労モデルを構築する．http://www.jst.go.jp/ristex/korei/02project/pdf/tsuji_pj_20120807.pdf

（5）加藤忠相：おたがいさん&さてらいといどばた．第2回　一億総活躍社会に関する意見交換会　資料1（平成27年11月17日）．https://www.kantei.go.jp/jp/singi/ichiokusoukatsuyaku/iken_koukankai/dai2/siryou1.pdf

（6）鈴木美穂：マギーズ東京第2回　一億総活躍社会に関する意見交換会　資料5（平成27年11月17日）．https://www.kantei.go.jp/jp/singi/ichiokusoukatsuyaku/iken_koukankai/dai2/siryou5.pdf

（URLはすべて2019年1月31日時点）

訪問看護と介護24巻3号 P214-215（2019）

「居場所」が拓く訪問看護のかたち

「居場所」とコミュニケーション

私はよく「リアル」という言葉を使います。「現実」よりはリアルの方に〝真味とか本当〟を伝える気分になれるからです。ケアという行為の大部分は、人の生老病死に関わるリアルな相互行為です。

先に、「居場所」について、それは〈生きる身〉の日時を刻む場である、その一瞬一瞬の記憶が一人ひとりの特別な日常を形づくる、という考えを述べました。そして〈身の置き所〉というプライマリでプライベートな居場所である「自宅」に戻れない高齢者の状況に対し、〈自宅でない在宅〉という新しい住まいとケアのある場所を構想し、地域に拓かれた高齢者介護施設の在宅化とエイジング・イン・プレイス（Aging in place）という普遍的な理念が生まれたことについても話しました。今日では、がんも認知症も慢性病も、個々それぞれに異なる受苦とともに生きる当事者を優先事項とし、それに対応できる医療と介護を組み合わせて、力むこともなくごく自然に実践している姿が各地にみられるようになりました。

居場所と介護と訪問看護のいま

個人や家族の衣食住を、賄い、養い、育み、働き、巣立ち終える、という生きていくために〝整え〟て営みの社会制度的装置として養育、保育、教育などが整えられてきたと把えると、障害のある老人の身のまわりの世話だけが、あたかも家族制度的装置であるかのように思わされるのはおかしい。ましてや資格や雇用用件も不確かなまま女性、家族に委ねられ、この仕事がそのまま介護職に移されるのは理に合わないことです。この長い年月の末にようやく、介護福祉士教育制度が誕生しました。しかし、本来的意味で介護という言葉はパーソナルケアのみならず、その外縁を取りまく家族、まち、地域に必要とされるケアの全てを指す言葉です。

居場所は、生活と介護の土台になる場所として、健康を保ち、心安らぐちょっとした公共の場としての機能をもつものです。新しい第3の居場所づくりは、複数の寛ぎのある空間、あるいは縁側のような場所があって、そこにいる人々が思うがままに集って去ることを企てつつ、求められるときにケアするということでしょうか。

では、訪問看護の役割はどのように変化してきたでしょうか。病院看護と同質の技術を在宅に届けるという理念や目標を掲げてきた訪問看護は、少しずつ方向転換してきたように思います。今日では、その人の日常に関心を持って飛び込み、当事者と家族がホッとできるハブになる家族の再生を担う役割、ある時はそのような居場所で本人と家族の今この時に必要な多職種と話し合い、個別ケアの多様な問題を調整し、優先性を判断すること、関係者各自の感受性を刺激しながら、これらの役割を引き受けることをサポートする役割。また、医療的ケアが円滑に届くように橋を架ける役割を訪問看護師の実践サポートとして期待するようになりました。この考えに近いことを村上晴彦氏は「医療規範から少しはずれたすき間で、患者が自由と自発性を確保できること」、そして「患者の自由のために、看護師自身も規範とは別のところで実践スタイルをつくって」いると述べています[1]。確かに、今日的訪問看護ステーションは、訪問看護師が医療の内縁と外縁のうちに起きる多様な健康問題に対応しやすいように、プラットフォーム的機能やその機能のハブ的機能を築きつつ独自の実践活動をしている様です。私は、「暮らしの保健室」の活動に、その姿をみています。

認知症の人の入院でおきる「困りごと」の問題

認知症の病態悪化のプロセスや入院に至る状況は、まだわからない部分が少なくありません。しかし、全国の救急指定病院585か所を対象とした調査[2]によると、認知症の人の身体疾患への対応が「困難である」と回答した施設は92％にもなります。同じ調査者による「認知症の人と家族の会」の会員468人の、過去5年間の身体疾患による受診に関する実態調査では、「受診経験あり」は65・2％、その対応に「問題あり」は33・4％といいます。

入院した認知症の人の経験を想像すると、これまでの生活行為をなぞることのできる家具調度が一切なく、答えて欲しい返事が返ってこないのに大勢の人が行き交い、何が起こるか予測できない環境に囲まれている状況です。普段どおりに自己を保つことなどできようもありません。これが病院側の92％が「対応困難」と回答している内実ではないでしょうか。

医療者側の注意が、その疾患と特定の症状や部位に焦点化されるなら、認知症の人は「認知症」なのであり、「困った問題を起こしてもらいたくない人」になるでしょう。そういうことなら、患者の姿も医療者の目も「困りごと」の一点にしぼられます。

訪問看護師固有の高度なコミュニケーションとは

病院看護師と訪問看護師の置かれた場を特徴づけるコミュニケーションについて、事例をもとにそれぞれの特長を考えてみます。

ある急性期病院の病棟看護師の一人が、「肺炎で入院した認知症のAさんが、この数日、食べられていない」と報告したとします。病棟では、おおかたAさんの病状、治療薬や医療処置の点検、認知症の病態ステージとの照合と嚥下機能の側面から、「食事の残量や料理の形態、食べる動作、姿勢、体重、覚醒状態、口腔内の状態、また食物形態、味や好みなどの摂食嚥下に関するアセスメントし、対応すべき事項を確認・共有し、統一的なケアを、秩序をもって提供する」はずです。それができる堅牢な組織の画一性ゆえの患者も看護師も匿名の「誰か」になっていくことから免れ難い、というのが現状のリアルでしょう。(3)

訪問看護ではどうでしょうか。要介護4の認定を受けて退院したAさん家族から「最近になって食べられなくなった」と訴えられたケアマネジャーの要請で、訪問看護が開始されたとします。訪問看護師も病院看護師と同様に摂食嚥下アセスメント事項を頭に思い描いて訪問しますが、訪問看護師にとって何よりも大事なことは、初対面時の挨拶や自己紹介を通して信頼される出会いをつくれるかどうかです。初回訪問の最中でも介護家族の訴えの文脈を、応答しながら整理しつつ、片一方の目は室内のさまざまな道具類やその使われ方にさり気ない注意を向けつつ、「食べられなくなっている」Aさんを観察します。なぜなら、Aさんの「食べられていない」状況は、ともに暮らす介護者の生活の技に反映されているだろうし、Aさん自身の食べ方もそれになじんでいるところの「何か」かもしれない。しかし、介護者に姿勢保持の技法を教えれば、Aさんの食べられない状況はとりあえず改善できると知ってもらうことはできるだろう。しかし、全体的には着衣や寝具類の整理整頓や保清、栄養バランスを考えた食事づくりなどの段取りが上手でないことも密接に関係しているようにも見受けられる。姿勢保持の技法を伝授できても、それ以外のセルフケアに関する援助関係も、修正してもらわなければならないときがすぐにでも来ることが想像されるが、これらを含意し、どのようなタイミングでなら、Aさんと介護者のもてる関係を支えている技《わざ》を壊さずに正せるか、どのようなコミュニケーションがベターか、訪問看護師はこの見極める時間と話す内容に細心の注意を払います。

介入以前の他者への領域侵犯へのためらい、といったものが訪問看護には常につきまとうのです。それが訪問看護師の倫理性を養うのだろうと思います。また、このためらいの時間が、専門家の衣を脱いだり着たり、礼儀や敬意ある言葉掛けだったり、遠慮のないもの言いなどしながら専門知識や技法を伝え示す関係を持続させるのです。難しい交渉に際しては、訪問看護師であってもなくても人間として無償の手づくりのコミニュケーションから成るつながりです。こうしてなすべき優先事項をその手続きや段取りを思い描くのです。訪問看護師の活動を特徴づけるのは、このようなリアルな（その意味で「高度」な）コミュニケーション関係です。

文献

（1） 村上晴彦：在宅無限大―訪問看護師がみた生と死、医学書院、231, 2018.
（2） 武田章敬：身体救急疾患をきたした認知症の人の支援体制を整備するために、老年精神医学雑誌、28（2）、p189-195, 2017.
（3） 前掲1）、p65.

訪問看護と介護24巻4号 P290-291（2019）

エンド・オブ・ライフ・ケア

エクソンが語るケア

H・エリクソンの、人間は常に前進したり後退したり停滞しながらも漸成的（epigenetic）に発達するという概念が看護学に与えた影響は非常に大きいものがあります。

エリクソンは、成人期の発達の特徴として述べられている、世代から世代へとつながりつつ生まれ出るあらゆるもの―子ども、観念、生活技術（わざ）、アートなどを含めた生殖性（generativity）と、心理・性欲的な成熟が、フラストレーションと自己埋没（self-absorption、愛他的行動がとれるほどの余裕がない状態）というかたちでの「停滞」の危機に見舞われるが、そこを、相互依存という生活の基本形に立ち戻って自分に身についている技《わざ》を構成し直す。そのような徳に恵まれた成人の具体行為が「世話（care）」ではないか。また、老年期の発達としてみられる老人の英知は、成人期に努力して得た「世話（care）」という徳を得るもの、与えられ得る特別の人だといいます。[1,2] またエリクソンは、ケアとは、あることを「したがる（care to do）」、ある物を「気づかう、大切にする（care for）」、「気をつける（take care of）」、そして

「注意してそばにいる（care about）」という4つの側面で意味づけられるともいっています[3]。

私は、エリクソンのいう老人の英知が、成人期に得た〝世話（care）という徳を得る者に与えられる特別に恵まれる人〟とはどんなことなのか、長くこの意味が分からないできました。それが、ケアはケアの4つの側面から意味づけられニーズを満たそうとするところから始まるという、実に当たり前のことに気づき、そしてそれは、ケアをする（care giving）とケアを受け取る（care receiving）という2つの実践的局面から「私のできる最善の徳ある活動」をすることにより「私に与えられ得る最善の恵みとしての英知」を得るのだと、それに気づきました。私の思う〝それ〟は、エンド・オブ・ライフ・ケアのことです。エリクソンの考えに近づけて、エンド・オブ・ライフ・ケアを特長づけるもの、それは徳を積んだ者の人生最晩年を倫理的ケアをもって提供することです。そうか、エリクソンはそれを言いたかったか～って、わかったのです。

人間発達と一緒に倫理的行動も発達するわけですが、その時、ケアは、政治・政策的文脈や、地域社会固有の価値、習慣、その時代の文化と社会の諸資源などの影響を受けるということを忘れないでほしいと思います。例えば、２０１４年の「医療・介護一括法」は、これまでの医療と介護の縦割り行政を一体化し、看取りを含めて在宅サービスを一体運用する仕組みにしていこうとするものです。それによって、在宅の看取りは、生活モデルに示したように、他職種連携による活動がし易くなったでしょうし、老人独り、自宅で死ぬことが可能なサービスが得られるという希望もかなり現実味を帯びたものになりました。しかし、一方では、病院は、退院時の在宅復帰率75％が課され、患者の短期滞在期間の治療と退院計画に忙しく、退院後のＱＯＬに目を向けたケアはおろそかになりがちになり、また、退院後の生活が見えにくくなったという事態もあるようです。

在宅の看取りケアにみられる寛容

自宅ではない在宅について議論されていたころ、終の棲家という言葉をよく耳にしました。私は、「棲」の文字に、西行法師の「願わくは　花の下にて春しなむ　その如月のころ」の短歌に、桜の咲く頃、その花びらの散る樹の下で死を迎えたい、という、いかにも日本的な死生観とともに、騒乱の時代に生きた西行の人生を想像してしまいます。

在宅の看取りケアは、専門家の生・死のすべてに自己決定があるべきだといった倫理性へのこだわりを超えて、さわる、さする、移すなどの型にはまらないケアの英知の座を許容し、それなりの徳性《モラル》や常識の気脈が波打っている所で、治療がそれらに少しずつ浸蝕されていくような世界。この世界も、地域の祭事、折々の儀礼、慣習、祈り、といった大きなケア世界の中に織り込まれるような世界。この厚みが創る「寛容さ」といったものが、在宅看取りケアの特徴のように思います。

医療に携わる者に求められる身体拘束ゼロ戦略

諸調査から、認知症の人が入院した際、約3割の人が「安全」や「事故防止」などのために、身体抑制あるいは身体拘束を受けていることが解っています。入院先で多いのは急性期病棟ですが、理由は、認知症の状態悪化というよりは、転倒骨折や緊急を要する他疾患の治療によるものです。病院にとって早期回復、また安らかな死を願うのは当然のことですから、不測の事故は何としても避けたいところです。大き組織であればあるほど、個々の異なる患者の事故を防ぐ具体的手立てを考え合意し実行に移すのは容易でありません。しかし、医療安全の使命という名目で、〝身体抑制か、命か、ならば命を守るほうが先ですよね〟。このような自己欺瞞が徐々に多くの関係者に浸透し、それが組織の判断基準になり、いつの間にか「医療安全神話」が通用しているようです。医療神話とは、根拠がないのに、絶対的な価値・規範となって医療の世界にはびこることです。一方の、身体抑制あるいは身体拘束をされた者の苦悩と怒りは、脳の奥底に深く刻まれ、その人の人生を台無しにします。

急性期病棟を含め全病棟の身体抑制をゼロにする運動に取り組み、2年足らずの短期間でその目標を果たし、注目される国立金沢大学医学部付属病院看護部長の小藤幹恵さんの記録(4)を読むと、小藤さんは、抑制をする理由を問うアプローチだと「神話」の壁に撥ね返されるので、「抑制しない方法」へのアプローチを考えたそうです。その戦略として、師長を主とする話し合いの原動力になるデータを持つことを考えたそうです。具体的には、〈院内の抑制帯、離床センサー、監視モニター、ミトン等の使用件数〉、〈院内物流管理（ＳＰＤ）されている抑制帯・ミトンの配置・供給件数〉、〈チューブ類自己抜去のインシデントレベル件数と内容〉、この他、看護師の抑制に関するジレンマとか、取り組み前後の患者の満足調査等、客観的データの視える化に徹底的に取り組んだといいます。これがスピードを持って進められた背景には、10数年にも前から看護師を主とする倫理委員会の底支えがあったといわれます。

臨終期にある老人のメッセージに答えるケア

早くから老人の臨終期の看護のあり方を追求し、また、認知症高齢者の看取りにも前向きに進めてきた青梅慶友病院看護介護開発室長の桑田美代子さんは、余命を予測することは困難であるが、徐々に日常生活動作や生命維持能力が低下していく中で肺炎や尿路感染による発熱の頻度が増す、食べられない・食べたくない、痰の喀出が難しい、表情が乏しくなる、覚醒している時間が短くなるなどにより、スタッフや家族が、臨終が近いことを自覚できる時期がある。それらの臨終期の微細な変化をキャッチする看護師の感度と変化を継時的に見る観察力を数値化されたデータを見て判断することが看護師には求められるといいます。なぜなら、臨終期の検査数値は、異常値が正常値であることがないわけではないからだといいます(5)。

当病院の看護師たちは、重度認知症の人の言葉にはならない口調や態度に表現されるメッセージに気づく場面を表に示しました(表)。このような患者のメッセージに看護

表　重度の認知症の人の「意思」に気づく場面の例（青梅慶友病院の看護師５人の話を基に作成）

本人の表現	読み取れる感情の例
食事の介助中、口を真一文字にして開かない	満腹、このメニューが嫌い
嫌いな人が近づいた時など、眉間にしわ	嫌、痛い、苦しい
暑い時や排便前など、顔が紅潮し、小さく震える	不快、痛い
オムツ交換などでふれた時、体がこわばる	何をされるか不安、怖い

2020年12月22日読売新聞　医療の意思決定　認知症の人後編　髪をなでると笑顔の花より

師は、苦痛の緩和に求められるケアにスピードをもって取り組めるといいます。[6]

認知症の人が求めるスピリチュアルケア

クリスティーン・ブライデンさんは、[7]「わたし」は、きちんとした生活を続けていくために「毎日やるべきことを思い出させてもらう助けが必要だ」といいます。そして、自分が習得してきた「自分のからだ」の流れに乗れるサポートがあれば「わたし」は「わたしのからだ」でいられると感じられるといいます。彼女の牧師（看護師でもある）として彼女の苦悩や希望に向き合ってきたエリザベス・マッキンレーさんは、[8]「自分の最も重要だった役割は、彼女の話を聞き、彼女が提起した問題についてふり返り、整理して、より深い振り返りができるように助けることでした。でも、特に彼女に大きな安らぎをもたらしたのは、『たとえあなたが神をわからなくとも、神はいつでもあなたをわかっていらっしゃる』という言葉だった」と述べています。

認知症ケアの核心は「あなたが私や私たちを忘れても、私や私たちはあなたを忘れない」といった、その人の生きる文脈の一番深いところにあるスピリチュアルな世界に最期まで寄り添うことだと思います。

数多いとはいえない事例検討会などで、私が知り得る看取りとは、ある人の人生の最終章の世界に分け入り、死の領域に参入してケアに参加することです。その場所は、治療とかケアとかの言葉すら煩わしいほどに、真に実態的な命と生活を分かち合う居場所なのだろうと思います。そこでのケアの面積は広い、パーソナルスペースは、密接距離から公衆距離までに及ぶでしょう。看取りはそんな場であっていいのだ、と思えます。

文献

（1）E・H・エリクソン著、村瀬孝雄・近藤邦夫訳：ライフサイクル、その完結、p27-29、みすず書房、2001.
（2）R・I・エヴァンズ著、岡堂哲雄・中園正身訳：エリクソンは語る―アイデンティティの心理学、p67、新曜社、1981.
（3）前掲書1）、p65-66.
（4）小藤幹恵編：急性期病院で実現した身体抑制のない看護、日本看護協会出版会、2018.
（5）桑田美代子：10章、認知症の人のエンド・オフ・ライフ、中島紀恵子監修・編集「認知症の人びとの看護」第3版、p182-184、医歯薬出版、2017.
（6）医療の意思決定　認知症の人「拘束なしが前提」青梅慶友病院 重度でも「思い」を引き出す、読売新聞、２０２０年12月21日、22日.
（7）クリスティーン・ブライデン著、馬篭久美子・檜垣陽子訳：私は私になっていく―痴呆とダンスを、p181、クリエイツかもがわ、2004.
（8）エリザベス・マッキンレー、コリン・トレヴィット著、遠藤英俊・永田久美子・木之下徹監修、馬龍久美子訳：認知症のスピリチュアルケア―こころのワークブック、p65、新興医学出版社、2010.
訪問看護と介護24巻8号 P594-595（2019）

第7章　認知症ケアの今日的課題

ケアの核としてあるケアリング

ケアを受ける者のケアリングへの貢献

ネル・ノディングズは、〝ケアする者とケアされる者とが状況に応じて入れ替わるような一連の関係性をケアリングと呼び、この基本的状況においてすら、ケアされる者の貢献は無視できない〟(1)という重要な指摘をしています。

例えば、認知症の当事者であるクリスティーン・ブライデン（1998年にクリスティーン・ボーデンからブライデンに改名）は、「私が普通によくある間違いをすれば他の人が同じ間違いをしたときより意味あることとして見られてしまう（中略）。生活上の普通のことをする時も過度に守られる必要があるとされてしまうのだ。今のところ私はまだ、他の人が私の行動を『正常』な人の同じ行動以上に深読みしようとするなら、声を上げて抗議する力を十分持っている！」(2)。この吐露に、上滑りの同情で応答を切り上げるならば、クリスティーンさんの「貢献」は〝なかった〟に等しい扱われ方といえます。

ケアの場と時の流れのなかに行き交う中での患者や利用者の「貢献」は、実践者の倫理を刺激します。それは、希望ばかりではなく、時には対立と混乱を引き起こすこともおこるでしょうが、ケアされる者の当事者性への気づき、その意味を立ち留まって考える機会になると思います。

ユマニチュードメソッドにみるケアリングの貢献

認知症のケアメソッドとして知られるユマニチュードを日本に紹介した本田美和子先生の貢献はとても大きいものがあります。その創始者イヴ・ジネスト氏の書物を読むと、１９８０年代のフランスは日本の認知症高齢者や寝たきり者が置かれていた施設の身体拘束や虐待に近い扱いが日常的に起きていた様相と寸分も違わずの如しです。

イブ氏は、体育学的知見から、人間がその人らしく生きる身体を生き生き論じている著作[3]に、心惹かれて、先にも引用させてもらいました（第5章・ケアの技《わざ》と術《わざ》の論理）が、もう一つ、私たち看護職が伝統的に教え込まれてきた看護教育に対する疑義とそれを基においた氏の提言に非常に共感しました。

それは、看護師は生命維持→生存環境→生活環境というピラミッド型のケアを考えるやり方、具体的には、マズローの生理的ニーズが満たされないとその上の安全、愛情、尊敬、自己実現のニーズには行けないような、ケアのヒエラルキーのある学び方をしているが、そうではなく、ケアされる者それぞれに「私だけの大切な基礎的ニーズがあること、ケアする者の自由」を大切に思う教育がもっと求められていいのではないか[4]との指摘です。

ユマニチュードは、認知症の人の人間の本来あるべき自由な選択による自立回復の方法をメソッドとして開発したことは確かですが、認知症ケアにおける技術教育の革新という側面があることも確認しておきたいと思います。

メソッドの一般的解釈は、ある根拠を求めるための順序、道筋、秩序を学ぶ一定の方式です。認知症が複雑な病といわれる背景には、ケアに従事する者の誤まった感覚的把えや判断も少なくありません。それを引き起こす大きな要因は、医療現場の複雑極まりない環境にあります。ユマニチュードメソッドを取り入れるときは設備や組織体制などとケア環境（特に物理的な）の改革を同時的に進める戦略があってほしいものです。

虐待の連鎖を断つ——もう黙っているわけにはいかない

つい先頃、某グループホームの夜勤専従の契約職員（男性）が入居者の高齢女性に暴力をふるい逮捕されたニュースが、生々しい暴行シーンの映像と共に報道されました。映像は、母親の身体のいくつもの大アザに不審を抱いた家族が、小型カメラを設置して撮ったものだといいます。この施設は、夜間から早朝まで、主におむつ交換や寝具・寝衣交換の作業をする職員を1階に1人、2階に2人雇い入れ24時間介護体制をとり、1階と2階の夜間の担当者同士が話し合う機会はなかったというのです。それが本当なら、日勤と夜間の担当者が居住者の状態を伝え合うという至極当然のルールはもとより、それ以前の職員間の交流さえ冷え冷えとしていたことでしょう。この施設のケアの荒廃ぶりが脳裏に浮かび暗澹たる思いです。

介護保険法でのグループホームの名称は「認知症対応型共同生活介護」です。その理念は、認知症の人の情報処理能力に対応しやすい住居と、ほどよく配置された家具や道具類を使い、介護従事者の支援のもとで自立した暮らしを地域に開いていくことです。

グループホーム入居者の健康状態と生活自立度は程度の差はあるものの居住期間に関係していきます。特に入居時に認知機能やＩＡＤＬに問題がある場合は、個人差はあるものの長期的に見れば低下します。そのプロセスでは随時、医療と看護を必要とする生活も長くなり、介護職員の日常的ケアの質量も増えるでしょう。しかし、私の経験的観察からいえば、施設の責任者はおしなべて入居者の入居時の健康状態の変化から、将来起きるであろう状態を推理、あるいは予想を共有する機会を適宜用意することを軽視しているようにみえます。虐待の連鎖を断ち切るには、ケアする者の義務として倫理を訓示する前に、入居者の状態から推理される問題や課題をスタッフ間のみならず施設長を含めて話し合うことを倫理の基本的なルールとしていく責任者の態度です。その時間は業務そのものの時間です。

ケアは、人間の生活に起源をおくものではなく、人間の責任に起源をもつものです(5)。故に、ケアする者の心の内部に沸き立つ感情や情動に動機づけられるルールの話し合いを遮断されると、自分とその場の関わりに対する敬意もやりがいも一気に失せ、どうでも良い仕事になるでしょう。虐待はそのすき間に起こる最悪の不道徳な行為です。

介護施設の市場化に対する監視のあり方を再検討する必要を訴えるものです。

文献

（1）ネル・ノディングズ著、佐藤学監訳：学校におけるケアの挑戦―もう一つの教育を求めて、ゆみる出版、p323-335, 2007.
（2）クリスティーン・ボーデン著、桧垣陽子訳：私は誰になっていくの？―アルツハイマー病者からみた世界、クリエイツかもがわ、p106, 2003.
（3）イヴ・ジネスト、ロゼット・マレスコッティ著、本田美和子監訳：Humamitude―老いと介護の画期的な書、トライアリスト東京、p34-35, 2014.
（4）イヴ・ジネスト、ロゼット・マレスコッティ著、本田美和子監修：「ユマニチュード」という革命、誠文堂新光社、p99-103, 2016.
（5）前掲書1）、p45.

訪問看護と介護24巻5号 P362-363（2019）

認知症予防と共生をめぐる課題

認知症予防を否定するものではないが、しかし……

お役所言葉では「地域共生社会」。言葉を変えると「近所づきあい」でしょうか。厚生労働省は、少子・高齢社会の社会保障の議論で決まって言われる「費用負担増」とか「サービスカット」の問答から離れて、「我が事・丸ごと」で「地域共生社会」に取り組もうという考えを打ち出しました。この着想には、地域に住むみんなのエンパワメントの力を借りないと町や街に必要な居場所もその地域の伝統的な慣習や祝祭の文化も失われるといった危機感があります。地域共生社会がいわれるのは、「人と人のつながりの間に成り立つもの」という地域社会の伝統は新しい町づくりとして再生させる運動理念でしょうか。

折しも、ほぼ同じ2019年6月に公表された認知症施策推進大綱（以下大綱）と認知症基本法案（以下基本法案）は、共生と予防の両輪を謳っており、何かと話題になりました。ある識者によると大綱の文章には、14回もの「共生」の文字、「予防」は178回カウントされたといい、基本法案の方は「共生」が1回、「予防」が11回登場するそうです。

この2つの法案の発表当初の原案は、認知症の予防推進として「70代の発症を1割減らす」という数値目標が示されていました。政府は、世間の認知症予防に対する関心という以上に、後期高齢者人口のスピードある増加に「認知症にやさしい（フレンドリー）な町づくり」のような運動だけでは、将来、国として耐えられない、というおもわくから「予防」を打ち出す必要があったのだろうともいわれています。

こうした〝時の風〟を背に、認知症予防ビジネスの市場は拡大し続けていますが、そのほとんどは科学的エビデンスが認められているものではありません。テレビやインターネット上ではどこかで〝これで認知症は予防できる〟そんなキャッチコピーが流れています。しかし、認知症はもとより古くはハンセン病、最近ではエイズ、最新ではコロナ感染者にみるように、予防には何げない密かな見下しや侮辱が隠れています。

認知症「予防」ではなく「リスク軽減」に「備える」

ＷＨＯは、２０１７年「認知症への公衆衛生対応についての世界行動計画２０１７―２０２５」の発表に連動する形で、２０１９年に予防（prevention）ではなく、リスク軽減（risk reduction）のためのガイドライン（p.178-179 表）を発表しました。

ガイドライン作成はＧＲＡＤＥ（The Grading of Recommendations Assessment, Development & Evaluation）アプローチといわれるもので、医療におけるエビデンスの質と推奨の強さをグレーディング（grading）し、諸データ、たとえば研究デザイン、研究の限界、結果の一貫性、出版バイアスなど精査し、エビデンスの質を導き出すものです。具体的には、ジェンダーバランスにも配慮して世界全域にわたる多分野の研究者、実践家21人による策定グループとWHOの関連部門、WHO地域事務所に加え、外部の協力研究者及び協力機関が協働して行われたものです。ただし、このガイドラインでいう「認知症」は、アルツハイマー病、レビー小体型認知症、脳血管性認知症、前頭側頭型認知症等を指し、頸部外傷、感染症に由来する二次性の認知症は除外されました。

表は、認知症機能低下と認知症のリスクを軽減するために12の要因を挙げ、根拠の質のレベルと推奨の度合いを示しています[1]。強い推奨は「禁煙」（エビデンスは低い）と「栄養」（エビデンスは食事内容の違いによって低い〜高い）、「運動」（認知症機能低下のない成人に対してエビデンスは中）だけです。一方、望ましい効果と望ましくない効果のバランスが不確実で個々に別の選択肢がありうる条件付推奨として「MCIの成人に対する運動」（エビデンスは低い）「適量飲酒」（観察的根拠、中）、「認知機能トレーニング」（非常に低い〜低い）、「体重管理」（非常に低い〜中）、「高血圧の管理」（非常に低い）、「糖尿病管理」（非常に低い〜中）、「脂質異常症の管理」（非常に低い）を挙げています。そして「社会的参加」「うつ」「難聴」はエビデンスが不充分ということで推奨の枠から外れています。

なぜエビデンスが出ないのか。これについて山崎氏[2]は、「認知症の診断は、社会状況に押されながら、とにかく類型分類から始めるしかなかったのであり、いまだに確かな疾患分類には至っていない」が、「流動的とはいえ、ようやく疾病分類の俎上に乗りつつある」段階にあるといいます。このような現実に加えて、既成の医学医療領域を越えた多様な分野の研究者・実践者のエビデンス蓄積時間不足も関係しているということもあるかもしれません。大切なことは、確かな予防はないということでしょう。

認知症をなんとかしようからともに何かをしよう

山崎英樹氏は、認知症を取り巻く対応は「医学モデル」から「生活モデル」「社会モデル」へと段階的ではなく、螺旋的に発展してきた[3]が、その始まりは、老人医療費の無料化されたころから「痴呆患者」として医療の「客体」として扱われるようになり（医学モデル）、介護保険法が成立すると、生活の主体者のＡＤＬとＩＡＤＬのケア・サービスに目が向けられるようになっていきますが（生活モデル）、この移行過程は介護家族と、認知症当事者グループの影響が大きいという。それは、１９８０年代の家族の自助グループの幹からもう一つ新しい幹として本人の自助グループの誕生に社会モデルの典型を見い出せるといいます。具体的には早期診断がむしろ本人の絶望を引き起こすような事態や本人の意に沿わない配慮、また、家族や施設に長時間閉じ込められるような関係性から離れて、決め事は、当事者が決めることを原則とすることを訴えて社会を動かす力（社会モデル）が育まれてきており、「認知症を何とかしようから、ともに何かをしよう」に動きはじめているといいます。

ナイチンゲールのメッセージ、そして今、専門家に求められていること

山崎氏の直線的ではなく、螺線的に進むという実証性のある3つのモデルに刺激されて、ナイチンゲールが1876年に書いた冊子『貧しい病人のための看護』を再読しました。この小文は、ロンドンの貧しい病人のために、今でいう地域看護師による訪問看護の興すべき理由を訴えたものです。「これまでの経験でわかったことであるが、もしある施設が〈貧富両者〉にむいた熟練看護婦の提供をしはじめ、特にそれを『採算のとれる』ことを建前としていれば（中略）、結局は『富める者』がまずやってくるに違いない。そして『富める者』が最初に来れば彼らが最初から終わりまで占めるだろう。（中略）目標は、地域の貧しい病人に、これまでに経験したことのない第1級の看護を贈ることである」[4]といい、それを実現させたのです。

130年以上も前に、彼女は看護は、誰のためにあるのか、ケアするのは誰か、と問い看護の公共性の実現のために政治にわけ入って問題提起し、それを実現させたのです。コロナ禍にあるいま、しい病人）に貢献する使命があると主張し、特に地域看護は、公共の福祉（特に貧生活の至る所に〈貧豊両者〉の分断の姿が、いつにも増してみえるようになりました。

佐藤学氏は、地域共生社会を生きる専門職は learning profession ＝学びの専門家であるべきだといい[5]、そのミッションの一つは、公共的使命。もう一つは、科学知識と技術で、実践はその科学技術を合理的に適応することにあり、これからの専門家は、異職種たちの学び合いを地域社会に拓いていく使命があるといいます。

文献

（1） 鷲巣典代：ＷＨＯ初のガイドライン「認知機能低下と認知症リスクの低減」看護 Vol 72, No7, 87-89, 2020.

（2） 山崎英樹：再び日々の臨床と「認知症予防」、特集、認知症予防の臨床、老年精神医学雑誌、Vol 31-11, 1198-1208, 2020.

（3） 山崎英樹：権利を基礎とする認知症医療・介護の在り方に関する研究、生存科学、29（1）、p113-123, 2018.

（4） 湯槇ます監修：ナイチンゲール著作集第2巻、現代社、p64-65, 1974.

（5） 佐藤学、藤沼康樹：〝学び〟は越境する―教育の革命家と家庭医との対話から、ＪＩＭ、16（5）、2006

訪問看護と介護24巻7号 P510-511（2019）

表　認知機能低下および認知症のリスク低減推奨の概要　WHO ガイドライン

身体活動による介入；	身体活動は、認知機能正常の成人に対して認知機能低下のリスクを低減するために推奨される。 エビデンスの質；中 推 奨 の 強 さ；強い
	身体活動は、軽度認知障害の成人に対して認知機能低下のリスクを低減するために推奨してもよい。 エビデンスの質；低い 推 奨 の 強 さ；条件による
禁煙による介入；	禁煙介入は、他の健康上の利点に加えて、認知機能低下と認知症のリスクを低減する可能性があるため、喫煙している成人に対して行われるべきである。 エビデンスの質；低い 推 奨 の 強 さ；強い
栄養的介入；	地中海食は、認知機能正常または軽度認知障害の成人に対して認知機能低下や認知症のリスクを低減するために推奨してもよい。 エビデンスの質；中 推 奨 の 強 さ；条件による
	WHO の健康食に関する推奨に準拠して、健康なバランスのとれた食事は全ての成人に対して推奨される。 エビデンスの質；低い〜高い（食事の成分による） 推 奨 の 強 さ；強い
	ビタミンB・E、多価不飽和脂肪酸、複合サプリメントは、認知機能低下や認知症のリスクを低減するために推奨されない。 エビデンスの質；中 推 奨 の 強 さ；強い（日本語版注：左記は推奨されない度合いが強いことを示す）
アルコール使用障害への介入；	危険で有害な飲酒を減量または中断することを目的とした介入は、他の健康上の利点に加えて、認知機能正常または軽度認知障害の成人に対して認知機能低下や認知症のリスクを低減するために行われるべきである。 エビデンスの質；中（観察研究によるエビデンス） 推 奨 の 強 さ；条件による
認知的介入；	認知トレーニングは、認知機能正常または軽度認知障害の高齢者に対して認知機能低下や認知症のリスクを低減するために行ってもよい。 エビデンスの質；非常に低い〜低い 推 奨 の 強 さ；条件による

社会活動；	社会活動と認知機能低下や認知症のリスクの低減との関連については十分なエビデンスはない。ただ、社会参加と社会的な支援は健康と幸福とに強く結びついており、社会的な関わりに組み込まれることは一生を通じて支援されるべきである。
体重管理；	中年期の過体重、または肥満に対する介入は認知機能低下や認知症のリスクを低減するために行ってもよい。 エビデンスの質；非常に低い～中 推 奨 の 強 さ；条件による
高血圧の管理；	高血圧の管理は、現行の WHO ガイドラインの基準に従って高血圧のある成人に対して行われるべきである。 エビデンスの質；低い～高い（介入の種類による） 推 奨 の 強 さ；強い
	高血圧の管理は、高血圧のある成人に対して認知機能低下や認知症のリスクを低減するために行ってもよい。 エビデンスの質；非常に低い（認知症の転帰に関して） 推 奨 の 強 さ；条件による
糖尿病の管理；	糖尿病のある成人に対して、内服やライフスタイルの是正、または両者による糖尿病の管理は現行の WHO のガイドラインの基準に従って行われるべきである。 エビデンスの質；非常に低い～中（介入の種類による） 推 奨 の 強 さ；強い
	糖尿病の管理は、糖尿病患者に対して認知機能低下や認知症のリスクを低減するために行ってもよい。 エビデンスの質；非常に低い 推 奨 の 強 さ；条件による
脂質異常症の管理；	脂質異常症の管理は、脂質異常症のある中年期の成人において認知機能低下と認知症のリスクを低減するために行ってもよい。 エビデンスの質；非常に低い 推 奨 の 強 さ；条件による
うつ病への対応；	現在のところ、認知機能低下や認知症のリスクを低減するために抗うつ薬の使用を推奨するエビデンスは不十分である。
	成人に対する抗うつ薬や心理療法を用いるうつ病治療は、現行の WHOmhGAP ガイドラインの基準に従って行われるべきである。
難聴の管理；	認知機能低下や認知症のリスクを低減するために補聴器の使用を推奨するエビデンスは不十分である。
	WHOICOPE ガイドラインで推奨されているように、難聴を適時に発見し治療するために、スクリーニングと難聴のある高齢者への補聴器の提供が行われるべきである。

特養あずみの里裁判が問いかけるもの

そもそも何が裁かれたのか

テレワーク出来ない人が支えてる文明社会の根っこの部分（朝日歌壇　2021.1.14.）

藤山増昭さんのこの歌の〝根っこ〟の文字に、新型コロナクラスターの発生した高齢者介護施設特別養護老人ホーム（以下、特養）の苦難を想い、そして「あずみの里」に働く准看護師山口けさえさん（以下、Ｙさんと呼ぶ）の６年に及んだ裁判の過酷な日々の姿が頭に浮かびました。

「あずみの里裁判」がいつ始まったかを知らない人も、それ自体を知らなかった人も、２０２０年7月29日に、大々的に報じられた新聞[p.196]を読まれた人は多いと思います。私は、裁判用語が判りにくいこともあって、〝その事件は知っている〟程度の理解のままに過ごしてきました。そのことに何か罪悪感に似た感覚があり、改めてこの事件の発端から自分なりに考えてみることにしました。

事件の発端から裁判に至るまで

事件のストーリーについては、弁護側の立証を支え、第19回公判で専門家証人として立たれた川嶋みどり氏の論文[1]や冊子等に書かれている論文[2][3]等を参考に、私なりに当時の出来事を振り返り理解することから始めます。

・入所者Ｋさん（当時85歳）のドーナツ誤嚥?

２０１３年12月12日の午後３時、あずみの里Ｃ棟（Ａ～Ｅ棟の内の）のおやつの時間、この棟の入所者25名のうち17名が食堂につどい、いつも通り決められている９つのテーブルの椅子に座る入所者に、おやつと飲み物が配られ始めたところに、准看護師Ｙさんが食堂にやってきます。この日、おやつ担当のＭ介護職員から〝おやつ配りを〟と声をかけられ、ワゴン車上のドーナツをＫさんにも配った後、他のテーブルにいる自力摂取できない（当日食堂には全面介助２名、部分介助４名の人がいた）一人の介助をし始めました。もう一人のおやつ配りを終えたＮ介護職員も、自力摂取できない入所者の傍に座った所でした。そこに排泄介助を終えて遅れて入ってきたもう一人の介護職員の目に、Ｙさんのちょうど背後に座っているＫさん（当時85歳）がぐったりとして意識を失くしている姿が目に入ります。〝どうしましたか〟と駆け寄るその声にＹさんも振り返り、駆けよりすぐさまＫさんを抱え起こしながら、Ｋさんの皿が空になっているのを見ます。即座に「ドーナツの誤嚥？」と思いこみ、背中を叩打し、すぐさま車いすで食堂の隣の居室に移し、指をKさんの口中に入れ、ドーナツを掻き出すのですが、意識は戻りません。駆け付けた看護師長も救急隊員も、「ドーナツを詰まらせたらしい？」情報を前提に救命処置を行い、Kさんは病院に搬送されます。Kさんは入院から1か月後に亡くなりました。

救急搬送先の病院で死亡診断書を書いた医師は、第11回公判時（2017.10.23）に、諸検査の経過を振り返り、「直接の死因は脳に一定時間酸素がいかなかったことによる低酸素症。来院時に心肺停止状態でその原因は窒息以外にも脳梗塞か心室細動が考え得る。脳梗塞の確率が最も高いと考えている」と証言しました。しかし、搬送された時点ではKさんが「ドーナツを詰まらせた」という報告だったので、他の可能性を考慮することはなかったようです。これがあずみの里事件の発端です。

Kさんは、特養に入所する前、時折、他の施設のショートステイを利用しており、その施設の記録には、「食事：ひとりでできる、全粥・きざみ、口の中に詰め込みすぎるため見守る必要。スプーンだと詰め込んでしまうので、箸で」などと記載されていました。そのKさんが、事件の3か月前にあずみの里特養に入所しました。介護度は、認知症高齢者自立度判定基準でランクⅢ相当（日常生活に支障を来すような症状行動や意思疎通の困難がみられ、介護を必要とする）です。入所判定会議の記録には、「スプーンを使い何とか自分で食べられている。詰め込むことがときどきあり」の記載があります。Kさんの次女からは「たくさん口に入れることが時々あるので注意してほしい」と伝えられていました。

取り調べ調書にあるYさんの陳述の記録には、Kさんの食べ方の様子を「食事は自分でできたが、汁物のがぶ飲み、早食い、嘔吐することもあったが、食べ物をのどに詰まらせたことはなく、誤嚥の危険はなかった」「隣の人のご飯を勝手に食べたり、尿意が頻繁で急に歩き出したり、他のことに集中してしまうこともあった」「消化吸収に問題があった」などと書かれているそうです。実際に入所以来、嚥下障害を認めるような事態は一度もなかったものの、C棟の介護職員チームはKさんの胃腸の調子や食べ方の習性から、この事件の1週間前に管理栄養士と相談し、Kさんのいつものドーナツをゼリー系のおやつに変更しました。Yさんは C棟の介護職員の決め事の席にはいなかったし、その記録を読んでいませんでした。あずみの里の組織管理のあり方のルールとして、看護職員は介護職員の記録を読まなければならない定めはありません。

・窒息事故として謝罪、始まる捜査

入所者が集い、交流して安らぐ時間を何らかの形で用意する必要は施設運営基準に定められています。「あずみの里」は、この規定をおやつの時間に当てたわけです。おやつの時も、Kさんの早食い早飲みの習性には常に心を配っていました。にもかかわらずこの出来事が起きたのです。

Kさんの「ウッ」とか「ゴホッ」とかいう声を職員誰もが聞いておらず、また、意識を失う様子も見ていません。にもかかわらず、口の中にドーナツ片があるのを見て、Yさんは「窒息?」と思いこんでしまいます。すぐさま駆け付けた看護師も救急隊員もこれを疑うことはありませんでした。スタッフの動揺は収まりませんが、1週間以内に介護家族と施設代表者は行政機関

にこの報告をしなければなりません。その日のうちにC棟チームは原因究明と再発防止の検討会を持ちました。さらにその後、施設関係者たちによる臨時カンファレンスが開催されました。こうして、「窒息事故」記録は、窒息事故報告書の重要な基礎資料になりました。Kさんの家族にもこうした経緯を説明し、謝罪しております。そして、Kさんが亡くなって2週間ほど後には示談が成立し、損害賠償責任保険による保険金を支払われました。損害賠償責任保険金は、あくまでも施設に責任があると認めて支払われるものですが、この時点ではまだ、この事態を弁護士に相談してはいません。

その翌月から、検察の捜査と取り調べが始まります。その一年後、Yさんは在宅起訴され、その翌年の2015年4月には業務上過失による刑事事件（国を代表する検察官が刑法に基づき刑罰を科すことを図る）として裁判が始まりました。

「これは、ご遺族に刑事裁判を起こす特別な理由があったのでしょうか。」この問いに担当弁護士は、「ご遺族から正式な告発はでていません。しかし根底には〝ご遺族は入所時から注意をお願いしていたのに〟という思いがあったでしょうし、刑事罰を科すことを望んでおられたことが証言でも語られています。そうであってもなくても、人が亡くなれば捜査を進めることができます」、また、「結果的に死因は窒息でないことが明らかになりましたが、今も『窒息を認めた示談書』は残ってしまっている。当時、施設側も『窒息』だと早合点して全面的に謝罪しており、警察に『私たちが見守っていなかったので事故が起きた』と供述し、調書も作ったのですから、客観的にみれば誤った示談だったのです」(4)と説明しています。

一審判決、控訴から控訴審判決まで

２０１５年4月の第1回公判から23回の公判までほぼ4年を費やした「あずみの里業務過失致死裁判」の判決の日、Yさん一個人を犯罪者にしてはいけないという思いで、全国から集まった３００余の支援者とマスコミ関係者のいるフェンスの前に『不当判決』と書かれた大きな紙が掲げられました。裁判長のこの判決のどういうことが有罪なのか、何が不当なのか、これについて今井恭平氏⑸は、事件の骨子を以下3点に整理しております。

① Kさんの死因がおやつのドーナツを誤嚥したことによる窒息死だと認定したこと。

② Kさんが食事をしている間、終始その動静を見守り、誤嚥などを防ぐ「注意義務」については、そうした業務違反はなかったとして検察の主張を退けたこと。

③ しかし、追加の訴因（予備的訴因）としてあとから請求された「おやつの形態確認義務違反」（Kさんのおやつはドーナツでなくゼリーであることを事前に確認しなかった）を認め、主文の通り有罪にしたこと。

①の骨子により刑事事件として成り立つ必須要件は、死因が窒息であることを証明することですから、純粋に医学的事実を巡る問題です。弁護団側は、この立証を巡り数々の事実を示し、心疾患あるいは脳梗塞の可能性が高いことを明らかにしてきたのです。にもかかわらず裁判長は、検察側証人の証言を、よく吟味しないまま、ドーナツによる窒息死だと鑑定したのが不当だということです。

この判決に、73万筆もの署名が裁判所に示されたそうですが、ケアにあたる個人が罰せられることによる現場の萎縮に対する危惧や、施設の事故防止の管理を強化することによる介護現場の硬直化による質の低下などの懸念を署名に託したのでしょう。

2020年7月28日控訴審のその日、裁判長は一審の業務上の過失致死傷の罪を問うことはできないとし、無罪を言い渡します。（記事：最後のページ参考）解説によると、[8] Yさんは自ら間食の形態を確認したうえで、Kさんのドーナツを配膳したことによるKさんの窒息などの事故を未然に防止する注意義務があったということはできない。無罪の理由として、①介護詰め所に保管される記録などの介護資料は、介護職員間の共有のためのもので、介護職員と看護職員とで共有されていた文書とは別に、介護資料を看護職員自らが、しかも遡って確認することは、通常行われていると認めるに足る証拠もない。ゆえにYさんが事前に自ら介護資料を確認しておやつ形態の変更を把握していなかったことが、職務上の義務に反する者であったとはいえない。②過失の有無を予見できる可能性は相当低い、なぜならKさんの誤嚥・窒息のリスクが指摘されていたとはいえ、ドーナツはKさんの入所後も食べられていた通常の食品であり、そのドーナツで窒息の危険性の程度は低いと判断できる、というものです。

そもそも特養（特別養護老人ホーム）とは

この裁判で私は、看護、介護に携わる者の、職業人としての自負が、刑事事件という文脈で、ことごとく違う意味を持って問われ、このことで看護職が貶められたと思いました。それが私の思うこの事件の〝根っこ〟の部分です。最終的に無罪を勝ち取ったとはいえ、この屈辱を感情ではなく論理をもって取り戻すために肝心なことは、〝特養の場は医療の場とは違う〟この認識を、せめて法律に定められている最低限の知識をもって共有する必要があると思うのです。もう一つは、医療・福祉現場の看護職、介護職共通のヒヤリハットの組織的慣習を顧みることでしょうか。

「特養」でおきた事件なら「特養」を知らないと……

・住民票を移すこと

今日、我が国の介護施設は七種類あります。特養数は全国に7891ヶ所（2020年現在）でそこに約57万人が住んでおり、その数は全介護施設の半数弱です。現在わが国の平均寿命は、男性81・09歳、女性87・26歳で、85歳以上男女比は、ほぼ3：7です。特養入所者の平均年齢はこれよりやや高く、約70％が認知機能の低下を伴う人、約80％に転倒・骨折などの経験があり、かつ循環器系などの疾患を持っている人々です。

特養は、人生最期の10年以上を障害とともに支援を受けて自らの人生を生き切る一人ひとり(personal)が、その居場所（aging in place）において、さまざまな専門的他者の長期的ケアに支えられて、自立的（independent）に生き、かつ安らぎのある死にゆくことを選択できる公共の施設（residential care）です。実際的にも入所者は住民票を特養に移します。

介護保険法（Long-Term Care Insurance Act）第一条には「この法律は、加齢に伴って生ずる心身の変化に起因する疾病等により要介護状態となり、入浴、排せつ、食事等の介護、機能訓練並びに看護及び療養上の管理その他の医療を要する者等について、これらの者が尊厳を保持し、その有する能力に応じ自立した日常生活を営むことができるよう、必要な保健医療サービス及び福祉サービスに係る給付を行うため、国民の共同連帯の理念に基づき介護保険制度を設け、その行う保険給付等に関して必要な事項を定め、もって国民の保健医療の向上及び福祉の増進を図ることを目的とする」とあります。

この法の88条2項3項に指定介護老人福祉施設（介護保険法で求める要件を満たしている施設として認可された）が守るべき「人員、施設及び運営基準」が示されています（表）。特養の基準によると介護職員・看護職員は一つのカテゴリーにあるものと考えられており、その範囲において各々の定数基準が定められております。

この基準をみると看護職員は、保助看法で決められている看護師・准看護師の業務用件の別はないようです。看護師の准看護師における指示条項も義務ではなく、介護職員とのフラットな関係性が求められているようです。これは、他職種においても同様です。各職員は、〝当該施設の他の業務可〟であることが読み取れます。常勤医の配置義務もありません。

・介護施設に働く看護職員の実態

２０１６年時点の日本の看護従事者数は１６６万7千人。これを１００として、病院・診療所に働く者は81・１％、施設系（特養・老健・その他・社会福祉施設）は6.7％、在宅系（訪問看護・居宅サービス）は6.8％です（平成30年看護関係統計資料・日本看護協会出版会）。

施設系・在宅系に働く看護職の人数の少なさもさることながら、慢性的な職員不足、それに加えて新人職員の約25%が離職するともいわれる現状があります。これでは、看護職としての信頼や専門性を蓄積していくのはとても難しいことです。離職理由に関する諸調査では雇用条件と人間関係が、常に上位を占めますが、この数字の奥には、ケア従事者の専門性を継承し合い、リスペクトし合う仲間が職場の内外にみつけられない悲哀があるように思います。

介護老人福祉施設の基準

必要となる人員・設備等

介護老人福祉施設においてサービスを提供するために必要な職員・設備等は次の通り。

○人員基準

医師	入所者に対し健康管理及び療養上の指導を行うために必要な数
介護職員 又は看護職員	入所者の数が3又はその端数を増すごとに1以上
生活相談員	入所者の数が100又はその端数を増すごとに1以上
栄養士 機能訓練指導員	1以上
介護支援専門員	1以上（入所者の数が100又はその端数を増すごとに1を標準とする）

○設備基準

居室	原則定員1人、入所者1人当たりの床面積10．65㎡以上
医務室	医療法に規定する診療所とすること
食堂及び 機能訓練室	床面積入所定員×3㎡以上
廊下幅	原則1．8m以上
浴室	要介護者が入浴するのに適したものとすること

ユニット型介護老人福祉施設の場合、上記基準に加え、以下が必要
・共同生活室の設置
・居室を共同生活室に近接して一体的に設置
・1のユニットの定員はおおむね10人以下
・昼間は1ユニットごとに常時1人以上の介護職員又は看護職員、
　夜間は2ユニットごとに1人以上の介護職員又は看護職員を配置
・ユニットごとに常勤のユニットリーダーを配置　等

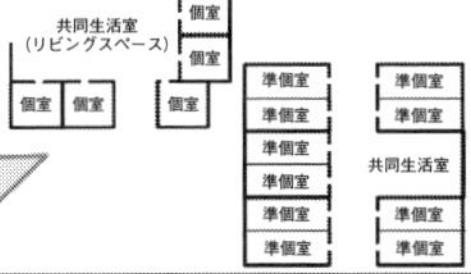

厚生労働省　社保審－介護給付費分科会　第183回（R2.8.27）資料
https://www.mhlw.go.jp/content/12300000/000663498.pdf

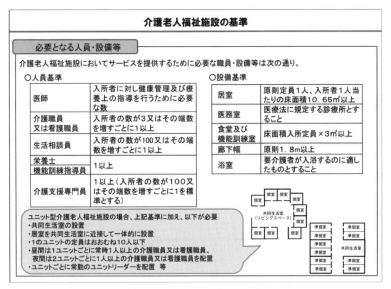

・介護職員といわれるようになるまで

介護職員という言葉が使われるようになったのは、1986（昭和61）年の老人保健法改正と老人保健施設創設により看護職とともに配置される職員の名称を介護職員としたことに始まります。1987（昭和62）年に社会福祉士及び介護福祉士資格法に基づく教育が始まり、特養も「寮母」の名称が徐々に介護職員に変わっていきます。しかし、この時の資格法1条は、「入浴、排せつ、食事その他の介護を業として営む者」と規定され、伝統的に寮母に求められてきた仕事と何ら変わりませんでした。ようやく2007（平成19）年にこの条項は、「心身の状態に応じた介護」に変更されます。2006（平成18）年の介護保険法改正では、認知症を含めて自立支援が強調され、ユニットケアや地域密着型居宅介護をめざす小規模介護多機能型や小規模看護多機能型サービスが導入され、長期介護施設のケアの目標は〝自立支援型介護〟の方向に歩み始めます。こうした中で、介護福祉士資格取得に関する現任教育制度も多様になり、バックグラウンドの異なる有資格が多く輩出するようになりました。一方で介護施設は、介護保険制度以降諸制度の変更に次ぐ変更に翻弄され、サービスの拡充に不可欠な介護職員の慢性的不足に苦しんでおります。いま特養におきている介護職員不足は、現職員の負担と相対的な質の低下の悪循環が案じられるところです。

1980年前後から私は、特養を研究フィールドにして認知症ケアの多くを学んできました。中でも、介護記録類に書かれている入所者（記録では「主」と書かれていた）の心身の調子やこの日にあった出来事が綴り方のように書かれていてケアする者の原石を発見するような喜びがありました。一方で、心身の状態の異なる入所者を含めて全員が食堂で食べることを当然視することに代表される集団処遇の不合理さに驚きもありました。それによって、介護を記録した介護職員がせっかく見いだした入所者個々の心身の記録の状態が組織的に圧殺されるとまでいわないまでも、介護職員の経験した知恵を体系的に伝え学ぶ手立てが組織的にシャットアウトされるからです。同様なことは、看護師の健康状態のアセスメントや医療に関する意見は、日々の処遇組織外の特別な医療看護の事項としてあつかわれており、看護職は介護組織から分断されるという状況におかれていたと思います。

職員みんなが反省のスパイラルに陥ることなく

介護家族、施設介護ともに最も気遣い苦慮し、苦労するケアは、食事、排泄、入浴です。そのどれにも個人の習性があり、身体リズムがあり、生活リズムがあります。その複雑な行為動作に対応するためには、一度として同じではない状況を読みとる技術が求められます。特に、一人介護のときに対応困難な状況が発生すればケアする側のルーティンは機能せず、心身のエネルギーを奪います。だからアセスメントや対応マニュアルが整っていても、ヒヤリハット[注]の頻度は一定程度生じます

あずみの里の顧問弁護士上野氏[(7)]は、「看護や介護のケアを巡って対応が過剰になった時に、どうやって歯止めをかけるか、『このくらいでいいのではないか』という指標を考えるような研究や学問があればなあ…と思うことがありました」と嘆きます。また、裁判で出会った看護管理職や大学教員の誰もが、「『万が一、窒息の可能性があるにしても、普段は食べることがで

きるのだから、この時もドーナツをあげてかまわなかったのだ』と言ってくれる人が一人もいなかった」というのです。特養に暮らす人に、生活に伴うリスクが皆無という人はいません。あずみの里も、C棟チームのアセスメントに基づいて、自力摂取が無理な人や危険性が予測できる人と、何とか自立して食べられる人のケアの方法を決めていました。そこにこの事故が起きたのですが、准看護師と2人の介護職員共に、Kさんの窒息?に至るその様子を実際に見ることなく咄嗟に「誤嚥?」と判断し、とるべき行動を起こしたのでした。では、おやつを食べる間、17人全員の横に座り、介助をすれば、事故は起きなかったのかというと、それは自立支援の使命への違反に等しい。それ以前にそのような非現実的な体制は組めません。だから、それを見守るべきだと全員にあてはめるように振り返っても、できないことはできない。それは介護崩壊につながる、と上野氏はいいます。鳴海氏(8)は、介護現場のアクシデント・インシデントは、利用者自らの行為行動から生ずることは珍しいことではなく、「例えば、原因を『転倒』とされる骨折の多くは、居室のベッド周囲やトイレで床に横たわっている状態で発見されるため、実のところ、どのようにしてその姿勢になったのか、職員は目にすることはまれである。摂食中の意識消失も同様に『誤嚥』と『窒息』によってのみ発生するわけではない。それは、医師が診断するものである。決して診断してはならない」それが利用者と職員の双方を守ることにつながると語ります。

ヒヤリハットのあり方を見直してみる

ヒヤリハットは、現場組織内の実践活動のなかでヒヤリとし、ハッとする行為を反省し、議論をとおして、自己の行動を客観的に観察し、事故防止の対応を関係者で共有するツールの一つです。ヒヤリハットの記録をもとに事故報告書が書かれ、行政府に提出することからすると、ヒヤリハットも准公文書的性質があると思わなければならないようです。

法律のことはさておき、私は、Yさん一人がなぜこの事故の矢面に立つことになったのか、それを想像してみました。この緊急時の場面で彼女は、まぎれもなく彼女の看護師としてのプロフェッショナル魂が強化されたのだと思います。看護師自身のもつプロフェッショナル概念をチャンプリス[9]は、①職業として、②特殊な能力を有するものとして、③特別な価値をもっている、この3点を挙げています。これをYさんの行為になぞっていくと、Yさんは看護職員としてKさんの意識を回復させられなかった、この事実に自分を責め、悔やみ、ヒヤリハットの議論のプロセスの中でも謝罪に務め、責任を引き受け、報告書に署名した、そんなストーリーが想像されます。

ヒヤリハットの課題は、失敗を繰り返さないはずの討議が、知らず知らずの内に自己責任を問うような雰囲気になるということでしょうか。このスパイラルを変える。このような検討会のあり方を変える。これが刑事事件にしない一つの大切な要件ではないか。文献を見ていると、ヒヤリハット等の事故報告書を作成する際の言葉の選択の難しさと事故報告制度が求める手順や形式が求める用語の間には、大きな乖離があるようです。

報告書を作成する側の看護、介護職員にとって共通する問題は、何時もそこにある混沌としてある実践――ここにこそケアの醍醐味がある――をある目的のために切り取って異なる組織に見合う用語にする作業の難しさです。多様な状況の中から、インシデント・アクシデントと判断しえる、そこだけを切り取って事実を他組織が必要としている用語で書くこと自体が難しい。そうでなくとも問題を限定して検討する難しさは、事例検討会などで誰もが体験することです。まして、過失報告書に、当事者が、己の過失を前提に文脈のある文章で、特定の形式と特定の用語に基づいて「己れ」の責任を記す。このような現状があるなら、やはり見直す必要があるでしょう。

ヒヤリハットの討議の場は、起きた事態の職員間の認識や認知を確認し、工夫すべき実践の意味を考え、新しい工夫に繋がる話し合いであって欲しい。そして報告書の書き手は、この話し合いの組織とは別の他者の目を持つ者によって、話し合いの内容を文脈的・論理的に整えられる中間管理職が担当されるのが適当ではないかと私は考えます。

文献

（1） 川嶋みどり：特別記事　あずみの里裁判とこれから～患者の「尊厳」を守り抜く看護と介護協働の在り方、訪問看護と介護、24（8）, 586-590, 2019.

（2） 冊子：いま介護の未来のために　特養あずみの里業務上過失致死事件裁判まで無罪を勝ち取る会、2018.

（3）Nursing Today ブックレット編集部09：特養あずみの里裁判を振り返る、上野格（聞き手 宮子あずさ）、特養あずみの里を考える、日本看護協会出版会、5-33, 2021.
（4）3）再掲、8-9.
（5）2）再掲、今井恭平：処罰されたくなければ介護をやめろというのか?、33-35.
（6）友納理緒：訪問看護、介護施設の事例から考える 第22回看護職賠償保険制度研修会の講演動画（一部）、2021.3.2
（7）3）再掲、21, 11-12.
（8）3）再掲、鳴海房江：ケアの現場から考える「予見可能性」、47-48.
（9）ダニエル・F・チャンブリス著 浅野祐子訳：ケアの向こう側 看護職が直面する道徳的・倫理的矛盾、日本看護協会出版会、93-94, 2014.

注）ハインリッヒの法則に由来している。ハインリッヒがアメリカの損害保険会社で技術・調査部長をしていた１９２９年に書かれた論文。経験則として重大な1件の背景には、軽微な事故が29件あり、さらにその背景に隠された事故以前の案件が３００件あるというもの。

ドーナツ提供後 入所者死亡

特養准看護師に逆転無罪

東京高裁判決

朝日、2020.7.29(一面)

長野県安曇野《あづみの》市の特別養護老人ホームで、入所者の女性（当時85）にドーナツを与えて窒息死させたとして、業務上過失致死の罪に問われた准看護師の女性被告(60)の控訴審判決が28日、東京高裁であった。大熊一之裁判長は罰金20万円とした一審・長野地裁松本支部判決を破棄し、無罪を言い渡した。 ▼31面＝萎縮免れた

「窒息死の予見可能性低い」

大熊裁判長は「ドーナツを食べて被害者が窒息する危険性は低く、死亡することを予見できる可能性も相当に低かった。刑法上の注意義務に反するとはいえない」と理由を述べた。

高齢者介護の現場では誤《ご》嚥《えん》などの食事トラブルは珍しくない。今回の事故で個人の刑事責任が問われたことに介護業界からは「現場が萎縮する」と批判の声が上がり、無罪を求める約73万筆の署名が裁判所に提出されていた。

被告は2013年12月、介護職員からおやつの配膳の手伝いを頼まれ、食堂で被害女性にドーナツを提供。女性は食べた後に一時心肺停止になり、約1カ月後に低酸素脳症で死亡した。施設側と遺族の間では示談が成立したが、検察は被告を業務上過失致死の罪で在宅起訴した。

一審判決は、施設が事故の6日前に女性のおやつを固形物からゼリー状のものに変えたことを記録した資料の確認を怠った被告の過失により、女性が窒息死したと認定して有罪とした。

だが、高裁判決はこの資料について「介護職員間の情報共有のためのもので、看護師が全ての内容を把握する必要はない」と指摘。被告は介護職員からおやつの内容変更を伝えられておらず、女性が事故の1週間前までドーナツやまんじゅうを食べても窒息などの事態は起きていなかったとして、死亡を予見することは困難だったとした。

判決はまた、食事の提供は「健康や身体活動を維持するためだけではなく、精神的な満足感や安らぎを得るために重要だ」とも述べ、被告がおやつの内容変更を確認せずドーナツを提供したことに刑事責任は問えないと結論づけた。

東京高検の久木元《くきもと》伸次席検事は「判決内容を十分に検討し、適切に対処したい」とコメントした。（根津弥）

朝日新聞　2020年7月29日一面

終章　コロナ禍のなかで思う

ないまぜの危機のなかで思う―誰もが誰かのケアの担い手―

コロナ禍を身体近くで覚えていることに重ねて振り返る

コロナ禍の「禍」は、からだが感ずるハラハラする思いと捉えるなら、危機（crisis）がそれに近いのかな、と思います。一年前の正月早々に始まった危機なのに、すでにぼんやりとしか思い出せないことも少なくありませんが、簡単に事の起こりを時間を追って確認しておきます。

２０２０年の１月５日ＷＨＯは、中国の武漢で原因不明の肺炎の流行を発表しました。その10日後に日本国内で武漢に滞在歴のある初めての感染者が確認され、１週間後には武漢の都市封鎖が報道されます。

２月１日、日本政府は新型コロナウイルス感染症を指定感染症に指定します。その２日後にダイヤモンドプリンセス号が横浜港大黒埠頭に到着して検疫を開始、その10日前後から神奈川、東京、和歌山、北海道に感染者が見つかり、イタリア、アメリカの感染拡大のニュースが報じられます。２月25日、厚労省にクラスター対策班が設置されます。その翌日に安倍首相は、大よう要請します。

規模イベント自粛を主催者に要請、次の日には全国の小中高校に3月2日から一斉休校にする

3月11日WHOはパンデミックを宣言しました。そして3月23日、東京永寿総合病院で新型コロナ患者と職員の院内感染が報じられます。3月29日には志村けんさんが、この感染症で死亡というニュースに大勢の人が衝撃を受けました。私もその一人です。COVID-19の感染で、呼吸器の急激な重症化に苦しみながら死ぬのはごめんだという思いと、死は自分ひとりのものではないという思いを新たにしました。古代から死者の証を家族代々の記憶に納める「弔い」の儀式のない国はないそうですが、それを思うと、遺骨にはじめて対面する戦死者遺族の尽きぬことのない悲しみや、大震災で長く遺体にも会えない家族の無念さが今更ながらに身につまされて分かる、こういうリアルな感情もコロナ禍と言えるものではないかと思います。

4月16日、全国緊急事態宣言が出されました。ひたひたと迫りくる感染拡大の波が病院や高齢者介護施設、認知症グループホーム、身体障害者施設を中心に押し寄せ、次々とクラスターを発生させます。職員にとっては、感染制御機器・機材の圧倒的不足、病棟や施設内のゾーニングとコホーティング(注1)の指導を受けながら人や物の手配、管理に加えて、それをミスすることなく徹底しなければという〝緊急・緊張〟の毎日です。そこは、入居者の多様な状態に対応できる医師の不在や看護職と介護職の不足や、リーダーシップの不在による混乱、病院病床の逼迫し入院先が見つからないという深刻な事態が起ります。〝認知症の人や家族は、感染防止のルールを守れないでしょうから〟、と、受診や受療のみならず入院を断られるという災難にも遭遇します。同じ理由でかなりの期間在宅通所サービス事業そのものが中止されました。大多

数の介護施設が施設内感染を怖れ、家族の面会や看取りに寄り添うこと、死亡時の見送りでさえも禁じられるという事態です。

巷では、陽性者が何丁目のどこそこに出たとか、クラスターの出たあの病院で働いている○○ちゃんのお母さんは看護師さんだけど大丈夫かしら……などのうわさ話や詮索が始まり、その一方では、病院で働く看護師などへのエールが送られることもありました。しかし、病院は感染予防対応の過酷さは増すばかり。介護施設も、感染予防それ自体がままならず、入居者一人ひとりの最低限の身の回りの世話に手が行き届かない状況が続きます。これらの状況に拍車をかけたのが、洗濯や掃除、ゴミ収集車の撤退などのセーフティーネットの機能不全です。感染予防にとって、清潔な環境を保持できないほど最悪なことはありませんから、そこにも看護職等職員の人手がとられることになります。

地域に目を向ければ、緊急事態宣言によって都下のネットカフェの各店舗の休業により、そこを〝ねぐら〟に、なんとか働けていた約4000人もの人が突然住まい場を失う事態に直面しました。今は住む場所がある人でも、非正規雇用の多い建築土木業、飲食業、風俗等に働く人々は雇止め、解雇、減収など、毎日が生活の危機に直面して暮らしている人々です。ですから、今日住むところがない、お金がない、食べるものがない、支援する方も〝待ったなし〟だといいます。(1) コロナ禍は、遠くにあったハウジングプアの現実が誰にでも起こりうる問題として警告を発した、そんな風に思いました。

コロナICUに働く看護師達の健闘に思う

2020年7月に入る頃から新型コロナウイルス感染症重症患者の痛ましい姿と共に、予防衣（PPE）を纏ってケアに従事する集中治療室（コロナICU）チームの活動する姿がテレビに映し出されるようになりました。映像に映る幾人もの看護師の活動が、どれほどの困難に直面しているのか、それを知りたいと思っていましたが、2021年6月、私たち有志の創る看護未来塾勉強会(注2)でコロナICUに働く看護師の体験を聴くことができました。彼女は、連日個人用防護具（PPE）を身に付け、感染エリア（レッドゾーン）に入り、人工呼吸器やECMO（体外式膜型人工肺を用いたポンプによる体外循環回路による治療）チームに属して働いています。驚いたのはレッドゾーンの滞在時間の長さです。短くて5-6時間、時には8時間にも及ぶといいます。密閉空間ですから医療機器から放出される熱で室温も上がります。PPEの脱着も時間がかかるので、トイレや水分を控えてしまう。汗だくになりながら刻々に変化する呼吸状態の兆候を観察し、速やかに対処します。理学療法士が行うリハビリの訓練や、業務委託をしていた清掃業者の清掃を中止したこともあり、看護師が清掃の役割までやることになったといいます。感染防止の配慮をしながらのこの過酷な毎日、「患者さんに寄り添いたいその一心でした」「でも何度もくじけそうになった」と彼女はいいます。

感染が拡大し、医療崩壊が云われ始めてから、訪問看護師の活動や保健所保健師の活動の姿が映像を通して大勢の人の目に届くようになりましたが、医療崩壊の構造や看護師の過酷な仕事と看護師不足の全体像が解った上でこの映像が届けばな〜という思いもありました。また、看護師の日々の活動に寄せられる人々の折々の感謝や応援の拍手に大感激という気にはなれないけれども、しかし、このような支援の種が撒かれたこと、それがいつの日にか看護師不足の構造を変えていく社会的力になるかもしれないという希望が持てたことを素直に喜んでいます。

当たり前の生活、認知症ケアにも当たり前であって欲しいもの

高齢者といえども食べることからエンターテーメントに至るまで、そのすべてを市場に依存しなければ生きられない時代です。だから、コロナに感染し重症化し他者に与える大きさを考えて自粛生活を守ることは高齢者の義務ともいえます。

既に一年以上になる私の「巣ごもり」で変化したことを挙げるなら、新聞の切り抜きが増えた、掃除、洗濯、食事づくりの回数が増えた、通販とくに本の購入がやたらに増え、幸いにも若い仲間に支えられて動画配信サービスの利用やオンラインでのミーティングや勉強会に加わって人の風に当たる機会を手にすることもできています。しかし、人と会い、顔を見ながらお喋りをし、触れ合って心を交わすこと、そこに〈行き〉、なにかを〈する〉、このごく当たり前の社交を伴う生活がままなりません。

社交の場は、非日常の場に合った作法を心得た振る舞い、身体を動かし、自由に会話し、時に議論し、刺激し合って心身の同調リズムが程よく刻まれて程のよい関係を生み出す場です。

認知症の人の家族が古くから追い求めてきたものもこのような社交の場があって、豊かなコミュニケーション関係が生まれること、体を動かすことでフレイルを防ぎ、そして認知機能の活性化を促すことです。認知症カフェも、小規模多機能型介護（または看護）施設も認知症外来でさえも「社交の場」の設計・設営は非常に重要な課題です。

新型コロナウイルスは、早々と特養や介護施設に侵入しクラスターを発生させました。直ちに認知症の人たちが通う地域の通所サービスの大部分が中止になり、続いて、訪問介護サービスも停止されていきます。生命維持ということからいうと、社交とか、リハビリや家庭介護はとりあえず「不要不急」ということでしょうか。では、この反対に「必要火急」に位置づくであろう在宅訪問診療や訪問看護がきちんと機能したかといえば、決してそのような事はありません。諸サービス間の連絡・連携を失えばどんなサービスも機能しないのです。

介護施設も同じことです。認知症の人と介護家族の関係性を遮断すれば、認知機能は目に見えて低下します。しかし、施設が被るいくつものリスクを考えると、面会を遮断するか、厳しく制限することを選択するしかない現実を否定することも難しい。

そこで起きたことは認知機能の低下です。２０２０年5月に日本認知症学会が学会所属の専門医１５８６名（回答者３５７名）にメールでのアンケート調査をした報告によれば、「悪化を多く認める」が40％（うち認知機能低下47％、ＢＰＳＤ46％）、また受診者の減少が82％に及ぶという結果です。広島大学大学院医系科学研究科共生社会医学講座が日本老年医学会と共同し、２０２０年6月7月にネット上に呼びかけて行った全国９４５の医療介護施設と介護支援専門員７５１名の回答によれば、認知症者への「コロナ禍による影響が生じた」との回答は

38・1％で、そこには行動心理症状の出現・悪化、認知機能の低下や身体活動量の低下等が挙げられております。また介護支援専門員の72・6％が、サービスの利用状況の変化のために介護家族が変わって「介護を行うことがあった」し、「仕事を休んだ」家族が4割いたと報告しています。同年9月の認知症関係当事者・支援者連絡会議による、介護家族等274名のネット上調査によれば、「外出もできず本人も家族も気分転換ができずにいる」「感染したらと思うと外出できない」「サービス施設が休みとなり家族が仕事を休んで看なければならない」などの苦しい声が多く記載されていました。医療・福祉サービスの中止は本人の生きる力を奪い、そのサービスは介護家族に転嫁されるのです。

コロナ禍で浮き彫りになったこと

第一に、テレビに映る幾つもの国の死の様相を直近くみる機会が増えたことがあります。そのなかで、グローバル社会における「生老病死」について考えさせられたことがあります。私は、どういう訳か、ナイチンゲールの「健康とは何か？ 健康とは、良い状態をさすのではなく、我々の持てる力を充分に活用できる状態である」(2)この意味を改めて考えてみました。〈良い状態をさすのではない〉健康とは、どういうことをいうのだろうか。自然の法則に従って、生命のある限り絶えず変化している、その命に生かされる人間の生老病死であってみれば、移ろう社会の影響を受けて強く生きられるときもあれば、弱くてもそれなりに生きられるときもあるし、それさえも失うことがある、生病老死のすべての場面において〈我々の持てる力を充分に活用できる状態〉であるなら健康な社会といえるのだとナイチンゲールはいっているのです。そのように私は理解しました。彼女の生きたあのイギリスの産業革命勃興の時代、感染症の流行がいつもどこかにあった時代のスケールの大きな、そしてリアルな〈well-being〉の把え方に敬服するばかりですが、コロナ禍社会のいま、この考え方を真っ直ぐに受け止めたいと思いました。

第二は、国境や民族文化の違いといって分断されていたものが水平化され、自分たちの生活が世界の現状と地続きであるという感覚を深められたことです。これによっても、マイノリティの問題や命の格差、医療の格差、教育の格差、賃金の格差、貧富の格差などに起きて現実がより鮮明にわかるようになりました。

第三は、専門職・非専門職を問わず多くの人が感染者数や死亡数、映像などをとおして、自分の身体の状態に向き合い、生老病死の世界を身近に想う機会が増えたことでしょうか。

あと数日で２０２０年が終わるという12月29日に朝日新聞11面に『誰もが誰かのエッセンシャルワーカーだ』の全面広告が目に飛び込んできました。この言葉は、「負債論」で有名な人類学者デビッド・クレーバーの「ブルシット・ジョブ―クソどうでもいい仕事の理論」に由来するそうですが、コロナ禍で明らかになった医療、看護、介護、保育、教育などケアする仕事にする人や、この人々がいなければ地域が回らない作業に従事する大勢の清掃、ごみ収集などに携わる広い意味で、ケアにかかわる人々のことをエッセンシャルワーカーというそうです。この広告の前文には、「『命を守る』ということは、ただ生きるための暮らしを知るということだろうか。今年、不要不急と言われたものだって、生きる上では必要だった。好きなもの。楽しいと思える瞬間。心地いい暮らしをつくるもの。新しい場所。私たちはここではたらく全ての人を称えたい。すべての仕事が不可欠で、あなたの存在は必ず誰かの支えになっていた」と書かれています。

振り返ってこの数十年、私たちを支配してきた自己責任、競争、成果、生産性（生きる価値に直結するような）、セーフティーネットを支える人々の人員カットなどの冷たい社会の構造が生活基盤の脆弱性を生んできたように思います。この分断の状況を変えないと〈危ない〉、この気運が「誰もが誰かのケアの担い手である」という認識を新たにつくりだしたのではないでしょうか。エッセンシャルワーカーという言葉はこの認識の象徴のように思います。

文献

（1）稲葉剛、小林美穂子、和田靜香編：コロナ禍の東京を駆ける　緊急事態宣言下の困窮者支援日記、岩波書店、2020.
（2）フロレンス・ナイチンゲール（著）、薄井坦子、小玉香津子：看護小論集：健康とは病気とは看護とは、p42、現代社、2004.
（3）伊藤亜紗・中島岳志他：「利他」とは何か、p51、集英社新書、2021.

注1）ゾーニング：室内を区別して患者・職員の行動区域を定めること
コホーティング：感染者、濃厚接触者、それ以外の患者の病室を分けること
注2）看護未来塾ＨＰ：https://www.kangomirai.com/

認知症高齢者関連法案及び法に基づく施策等（1969 ～ 2020 年）

1969（S44）年	老人福祉施設のショートステイ・デイサービス、市町村事業、自費導入
1971（S46）年	老人福祉法の一部改正、70 歳以上医療無料化（S48）いわゆる老人病院の急増
1979（S54）年	新経済計画閣議決定、同居家族も福祉の含み資産という考え
1982（S57）年	老人保健法の施行、70 歳以上医療費を各保険者が拠出する方策
1985（S60）年	社会保障制度審議会、老人福祉のあり方について、「中間施設」構想
1986（S61）年	老人保健法改正、老人保健施設創設
1987（S62）年	社会福祉士及び介護福祉士法
1990（H2）年	「これからの痴呆性老人対策（痴呆性老人対策推進本部報告・解説・全資料）厚生省
1990（H2）年	ゴールドプランの施行の案
1991（H3）年	第 46 回国連総会「高齢者のための国連 5 原則」：高齢者の「自立」「参加」「ケア」「自己実現」「尊厳」
1991（H3）年	老人保健法の改正⇒老人訪問看護制度の創設、老健施設痴呆棟の創設・福祉八法改正⇒在宅サービスの推進、福祉サービスの市町村への一元化
1991（H3）年	社会保障制度審議会、介護保険制度提言
1992（H4）年	OECD 第 2 回社会保障大臣会議「Aging in Place」の提唱

1992（H4）年　医療法の改正　⇒療養型病床群の創設・痴呆性老人デイサービスセンターE型（痴呆性老人毎日通所施設）の創設
1993（H5）年　在宅介護支援センターに痴呆相談事業の創設
1994（H6）年　厚生省「高齢者介護対策本部」「高齢者介護・自立支援システム研究会」新たな高齢者介護システムの構築を目指して後の介護保険法の骨格づくり、新ゴールドプランの策定
1995（H7）年　新ゴールドプランの施行、高齢社会対策基本法
1995（H7）年　24 時間対応ヘルパー（巡回型）の創設
1997（H9）年　介護保険法の制定。痴呆対応型老人共同生活援助事業（痴呆老人向けグループホーム）の創設
1999（H11）年　ゴールドプラン 21 の策定、身体拘束禁止（厚生省令）
1999（H11）年　国際高齢者年、5 原則の普及に向けて、政府の取り組み「すべての世代のための社会をめざして」
1999（H11）年　BPSD の定義（国際老年精神医学学会、コンセンサス会議）しばしばみられる認知、思考、内容、気分及び行動の障害を表わす用語として
1999（H11）年　アリセプト承認
2000（H12）年　介護保険法施行
2012（H24）年　認知症施策の新方針「今後の認知症施策の方向性について」
2012（H24）年　認知症施策の推進 5 年計画（オレンジプラン）
2015（H27）年　認知症施策推進総合戦略「認知症高齢者等にやさしい地域づくり」
2020（R2）年　認知症施策推進大綱、認知症基本法

あとがき

初校の段階になって最初に副題が定まりました。「学び返し」という言葉は、大江健三郎氏がある講演で、〝書いて考える、書くことによって考える、話しながら考えるそういうことをunlearnする。それは、あらゆる生活の場で心に刺さるように学び返すことだ〟という話に由来するものです。

本書は、長きにわたる認知症の人のケアに携ってきた家族及び専門的従事者の傍らにいてケアについて考え、調べたあれこれを含めて書いたり話したりしてきたことを学び返しながら、約2年にわたって「訪問看護と介護」誌に連載させていただいたものを、新たに編修し削除・加筆してできたものです。

本来的にケアのある場所は、言葉よりはむしろ身体がそこにもここにもとひしめく次々の情報から、その人の生活にいまほしいもの、必要なものを探り、想像し、〝かも知れない、ならばそれでやってみようか〟ということを決めゆくライブの世界にあります。そういうあいまいな選択が許される柔らかさがない所、民主的でない所では、想像力は小さくしぼみ、ケアは豊かなものにならない、といっても過言ではありません。

介護保険制度（Long-TermCare Insurance System）以降、老人ケアと認知症のケアはひとつに包摂されるシステムの中で当事者の権利ベースのアプローチを理念においた現場の活動が少しずつ見えるようになりました。その一方で介護政策は、文字通りLong-TermCareとShort-TermCareに分断されてきました。その中で医療と介護の市場は大きくなり、一方では、専門的従事者が各所に小さく分散し、当事者のニーズに対応して柔軟な関わりに関する手続きに時間が取られ、かつ専門的従事者固有の専門能力もが政策・施策にコントロールされるようになってきました。こうして看護師と訪問看護師や各々分野の介護従事者が担う在宅ケアでも判断基準は所与のものとして決められ、ケアは小さく分断されるようなことが起きています。その様な中でもこの人たちが、認知症の状態悪化を防ぎ、認知症の軽症化を成し遂げてきた。それが、どんなことであったか、そこにある真実の姿の中にケアがある、こういうことを書きたいと思いました。

本書の表題、「ケアの論理」は、ケアの科学に細々ながらも加わっていたい、そういう思いで付けました。それにしても、この数年の成人期にある認知症当事者の情報技術を駆使したコミュニケーション力には驚かされます。その技術があることで、必要な時に必要なだけのケアの支援を選択できるし、なによりも年齢や性別、職業の別なく参加できる「場」をつくることが出来ます。また支援者を仲間に入れて価値共有する「場」を持つことができます。そういう当事者として主体ある自分あるいは自分たちであり続けられるという世界をもち、大きくすることができます。それが予想できる時代に認知症ケアの今がある。だからこそ、現場で為しているケアの意味を学び返す、これを大事にしていきたいと思いました。

本書ができあがるまでには「訪問看護と介護」誌編集室のみなさんと若い友人たちならびにクオリティケアの鴻森和明さんに色々と細やかなお世話をいただきました。感謝しております。

二〇一一年十一月

中島紀恵子

索　引

欧文

人名

ア行

カ行

サ行

タ行

ナ行

ハ行

マ行

ヤ行

ラ行

ワ行

著者紹介

中島紀恵子（なかじま・きえこ）

北海道医療大学名誉教授、新潟県立看護大学名誉教授。1958年高知女子大学家政学部看護学科（現高知県立大学看護学部）を卒業後、北海道浦河保健所保健師として活動。1961年国立公衆衛生院保健指導学科に内地留学。1962年修了。1968年以降大阪府立公衆衛生学院、千葉大学、日本社会事業大学、北海道医療大学看護福祉学部長、同大学大学院研究科長、新潟県立看護大学長、日本看護協会看護研修学校長を歴任。老年看護、介護福祉、認知症ケアの実践教育研究のパイオニア。特に、認知症当事者と介護家族の自立を主軸にした支援を唱え「デイケア」「グループホーム」など在宅ケアの実践的教育研究に取り組んできた。看護及び福祉分野の学会の理事や理事長を務め、現在もなお研究を続けている。老年看護学（医学書院）「ライブ中島紀恵子と教え子たち　老年看護の縦横な語り」（クオリティケア）「新版、認知症の人びとの看護（医歯薬出版）など著書多数。

ケアの論理
認知症ケアの学び返しの旅から
定価：2,200円（本体2,000円+税10%）
2021年12月13日　第1版第1刷発行 ©
著者　中島紀恵子
発行　株式会社クオリティケア
代表取締役　鴻森和明
〒176-0005　東京都練馬区旭丘1-33-10
TEL & FAX　03-3953-0413
e-mail：qca0404@nifty.com
URL：http://www.quality-care.jp/
印刷：株式会社双文社印刷
ISBN　978-4-904363-93-5
C3047　¥2000E